RICETTE
DOLCI
SENZA ISTAMINA

CIBISENZA.IT

Sommario

Introduzione

L'intolleranza all'istamina e il suo impatto sulla dieta

Questo libro è dedicato a chi ama i dolci ma deve fare i conti con l'intolleranza all'istamina. Se state leggendo queste righe, è probabile che voi o qualcuno a cui tenete abbia sperimentato i sintomi fastidiosi e spesso debilitanti legati a questa condizione. Le persone che soffrono di intolleranza all'istamina sanno quanto possa essere frustrante e complicato gestire la propria dieta, soprattutto quando si tratta di concedersi un piccolo piacere come un dolce.

Cos'è l'istamina e perché può essere un problema?

L'istamina è una sostanza chimica presente in molti alimenti e prodotta dal nostro corpo. Essa svolge un ruolo cruciale nel sistema immunitario, nella regolazione dello stomaco e nella funzione del sistema nervoso centrale. Tuttavia, quando il corpo non è in grado di degradare adeguatamente l'istamina a causa di una carenza di enzimi come la diammina ossidasi (DAO), può accumularsi e causare una serie di sintomi, tra cui mal di testa, eruzioni cutanee, problemi gastrointestinali e molti altri.

L'impatto sulla dieta

Seguire una dieta a basso contenuto di istamina può sembrare un'impresa ardua. Molti degli alimenti che normalmente consideriamo sani e deliziosi possono diventare potenziali nemici. Tra questi, purtroppo, ci sono anche molti ingredienti comuni nei dolci: cioccolato, noci, alcuni frutti. Questo può rendere difficile trovare dolci che non solo soddisfino il palato ma siano anche sicuri da mangiare. Tutto si complica quando oltre all'intolleranza all'istamina si sommano intolleranza al glutine e lattosio, o peggio condizioni come la celiachia.

La missione di questo libro

L'obiettivo di questo libro è semplice: permettervi di gustare dolci deliziosi senza il timore di scatenare sintomi indesiderati. Ogni ricetta è stata attentamente progettata per escludere gli ingredienti ad alto contenuto di istamina, utilizzando alternative creative e altrettanto gustose. Inoltre gli ingredienti possono essere facilmente sostituiti, come il tipo di farina o dolcificante, il tipo di frutta o di latte. Questo permette una personalizzazione semplice che rende ogni ricetta buona e adatta alle esigenze di ciascuno.

Per ricordare quanto sia importante l'uso di prodotti freschi e di stagione abbiamo diviso il ricettario in due parti: nella prima parte ci sono le ricette primaverili ed estive, nella seconda parte le ricette autunnali ed invernali.

Tanto spazio per le tue ricette e ai tuoi appunti

Troverete in queste pagine una fonte di ispirazione per preparare dolci e dessert buoni per tutta la famiglia, ma anche per creare le proprie ricette. Alla fine del libro ci sono le sezioni "Le mie ricette", importante per appuntare le proprie ricette preferite senza allergeni e "I miei appunti", dove tenere nota degli ingredienti migliori, della lista della spesa o di tutto ciò che vuoi ricordare per cucinare i tuoi dolci preferiti.

Verso una vita più dolce e sana

Abbiamo incluso anche consigli pratici per la gestione dell'intolleranza all'istamina nella vita quotidiana, informazioni sugli ingredienti sicuri e tecniche per preparare dolci che non compromettano la vostra salute. oltre alle ricette base della pasticceria rivisitate. Speriamo che questo libro diventi un compagno prezioso nella vostra cucina, aiutandovi a riscoprire il piacere del dolce senza sacrificare il benessere.

Iniziamo insieme questo viaggio verso una vita più dolce e sana, esplorando le delizie di una pasticceria compatibile con l'intolleranza all'istamina. Buona lettura e buon appetito!

Sostituire gli ingredienti in modo efficace

Consigli per la preparazione di dolci senza istamina durante le diverse stagioni

Preparare dolci senza istamina può sembrare una sfida, ma con qualche accorgimento e l'utilizzo di ingredienti stagionali permessi, è possibile creare delizie adatte a ogni periodo dell'anno. Ecco alcuni consigli per sfruttare al meglio ciò che ogni stagione offre, garantendo dolci freschi, deliziosi e sicuri per chi soffre di intolleranza all'istamina.

Primavera

In primavera, la natura si risveglia e porta con sé una varietà di frutti freschi. Questa stagione è ideale per dolci leggeri e rinfrescanti.

Consigli

Fragole e mirtilli: Mentre le fragole sono da evitare, i mirtilli sono ben tollerati e possono essere usati in torte, crostate o come decorazione per dolci al cucchiaio.

Ciliegie e pesche: Ottime per crostate, torte e gelati. Le ciliegie fresche e le pesche mature sono dolci e succose, perfette per dolci primaverili.

Erbe aromatiche: Utilizzate menta per infondere freschezza in gelati e sorbetti.

Estate

L'estate è la stagione dei frutti succosi e vibranti. Sfruttate questa abbondanza per creare dolci rinfrescanti e nutrienti.

Consigli

Anguria e melone: Perfetti per sorbetti e granite, questi frutti sono idratanti e rinfrescanti.

Mango e cocco: Utilizzate il latte di cocco e il mango per dolci esotici e cremosi, come gelati e budini.

More e ribes: Ideali per muffin, torte e come topping per yogurt e dessert.

Autunno

L'autunno porta con sé sapori caldi e speziati. Questa è la stagione perfetta per dolci confortanti e ricchi.

Consigli

Mele e pere: Perfette per torte, crumble e composte. Le mele cotte possono essere utilizzate in varie preparazioni dolci.

Zucca: Anche se non è menzionata nella lista, può essere usata se tollerata, per torte, muffin e pane dolce.

Cachi e prugne: Ideali per mousse e budini, aggiungendo un sapore unico e dolce.

Inverno

L'inverno richiede dolci ricchi e confortanti. Approfittate degli ingredienti disponibili per creare dolci che riscaldano l'anima.

Consigli

Agrumi: sebbene questi frutti non sono concessi, se tollerate, le bucce di arance, mandarini e limoni possono essere utilizzate per aromatizzare impasti e creme.

Melagrana: Utilizzate i chicchi in insalate di frutta e come guarnizione per dolci.

Castagne: Perfette per dolci autunnali e invernali, come torte e biscotti.

Frutta permessa

Quando si tratta di preparare dolci senza istamina, conoscere gli ingredienti sicuri è fondamentale. La varietà di frutti e altri ingredienti che possiamo utilizzare non solo garantisce la sicurezza, ma anche la possibilità di creare dolci deliziosi e variegati.

Ecco una panoramica sulla frutta permessa (cioè che alla maggioranza delle persone non crea reazioni, ma come già saprai ogni caso è a sé) e il loro utilizzo:

Albicocche: Perfette per torte, composte e crostate. Il loro sapore dolce e leggermente acidulo le rende versatili in molte ricette.

Alchechengi: Ottimi per decorazioni e come ingrediente principale in torte e dolci al cucchiaio grazie al loro gusto unico e decorativo.

Aronia: Ideale per marmellate, gelatine e come aggiunta salutare a muffin e barrette energetiche.

Cachi: Perfetti per mousse, budini e dolci cremosi, grazie alla loro consistenza morbida e sapore dolce.

Carambola: Ottima per insalate di frutta e come decorazione per torte grazie alla sua forma a stella.

Castagne: Ideali per preparare torte, biscotti e creme, conferendo un sapore dolce e nocciolato.

Ciliegie: Ottime per crostate, gelati e come topping per dolci al cucchiaio. Il loro sapore dolce le rende perfette per varie preparazioni.

Cocco: Utilizzabile in molte forme (latte, farina, scaglie) per creare dolci esotici, cremosi e senza lattosio.

Cocomero: Perfetto per sorbetti e granite, è idratante e rinfrescante.

Durian: Utilizzato per dolci cremosi e gelati, ha un sapore unico che può essere apprezzato in molte preparazioni.

Fichi: Ideali per crostate, torte e dolci al cucchiaio, grazie al loro sapore ricco e dolce.

Fichi d'India: Perfetti per sorbetti e gelati, aggiungono un sapore esotico e dolce.

Frutto del drago: Ottimo per insalate di frutta e decorazioni, il suo aspetto e sapore esotico lo rendono perfetto per dolci estivi.

Frutto della passione: Ideale per mousse, gelati e dolci al cucchiaio, grazie al suo sapore intenso e aromatico.

Gelso: Perfetto per marmellate, crostate e come aggiunta a yogurt e dessert.

Giuggiole: Ottime per preparare marmellate, dolci e torte, conferendo un sapore dolce e unico.

Jackfruit: Utilizzabile in dolci esotici e frullati, ha una consistenza carnosa e un sapore dolce.

Litchi: Ideali per dolci al cucchiaio e sorbetti, grazie alla loro consistenza succosa e sapore delicato.

Mango: Perfetto per torte, gelati e mousse, il suo sapore dolce e tropicale è molto versatile.

Mangostano: Ottimo per dolci esotici e frullati, il suo sapore dolce e leggermente acidulo lo rende unico.

Mela: Ideale per torte, crumble e composte, la mela è un ingrediente versatile e di facile utilizzo.

Mela Cotogna: Perfetta per marmellate e gelatine, conferisce un sapore ricco e aromatico.

Melograno: Utilizzabile per guarnizioni, succhi e come ingrediente in insalate di frutta e dolci.

Melone: Ottimo per sorbetti e insalate di frutta, il suo sapore dolce e rinfrescante è perfetto per l'estate.

Mirtillo: Ideale per muffin, torte e come topping per yogurt e dessert, grazie al loro sapore dolce e leggermente acidulo.

More: Perfette per crostate, gelati e dolci al cucchiaio, le more aggiungono un sapore ricco e fruttato.

Nespole: Ottime per torte e dolci al cucchiaio, il loro sapore dolce e succoso è ideale per molte ricette.

Noni: Utilizzabile per frullati e dolci esotici, grazie al suo sapore unico e proprietà salutari.

Pesca: Perfetta per composte, crostate e gelati, la pesca è dolce e succosa, ideale per molte preparazioni.

Prugne: Ideali per torte, composte e crostate, le prugne sono dolci e versatili.

Ribes: Ottimi per marmellate, gelatine e come aggiunta a dolci e yogurt, grazie al loro sapore dolce e leggermente acidulo.

Ribes nigrum: Utilizzabile in gelatine, marmellate e come aggiunta a dolci, grazie al suo sapore intenso e aromatico.

Tamarindo: Perfetto per dolci esotici e come ingrediente in bevande e salse dolci, grazie al suo sapore unico e leggermente acidulo.

Uva: Ideale per torte, insalate di frutta e come guarnizione per dolci, l'uva è dolce e succosa, perfetta per molte preparazioni.

Tabella riassuntiva

Frutto/Ingrediente	Utilizzo consigliato
Fichi	Crostate, torte, dolci al cucchiaio
Fichi d'India	Sorbetti, gelati
Frutto del drago	Insalate di frutta, decorazioni
Frutto della passione	Mousse, gelati, dolci al cucchiaio
Gelso	Marmellate, crostate, yogurt
Giuggiole	Marmellate, dolci, torte
Jackfruit	Dolci esotici, frullati
Litchi	Dolci al cucchiaio, sorbetti
Mango	Torte, gelati, mousse
Mangostano	Dolci esotici, frullati
Mela	Torte, crumble, composte
Mela Cotogna	Marmellate, gelatine
Melograno	Guarnizioni, succhi, insalate di frutta
Melone	Sorbetti, insalate di frutta
Mirtillo	Muffin, torte, topping

Frutto/Ingrediente	Utilizzo consigliato
More	Crostate, gelati, dolci al cucchiaio
Nespole	Torte, dolci al cucchiaio
Noni	Frullati, dolci esotici
Pesca	Composte, crostate, gelati
Prugne	Torte, composte, crostate
Ribes	Marmellate, gelatine, dolci, yogurt
Ribes nigrum	Gelatine, marmellate, dolci
Tamarindo	Dolci esotici, bevande, salse dolci
Uva	Torte, insalate di frutta, guarnizioni

Proprietà nutritive dei frutti noti come antistaminici naturali

Alcuni dei frutti permessi nella dieta a basso contenuto di istamina hanno proprietà nutritive che possono contribuire a ridurre i sintomi dell'intolleranza all'istamina. Ricordati che le intolleranze personali possono variare e di escludere i frutti che creano reazioni indesiderate.

Ecco un elenco dei frutti noti per le loro proprietà antistaminiche e i benefici nutrizionali associati:

Ciliegie
Vitamine: Ricche di vitamina C e vitamina A.
Antiossidanti: Contengono antociani e quercetina, che possono aiutare a ridurre l'infiammazione.
Minerali: Buona fonte di potassio e magnesio.

Mirtilli
Vitamine: Ricchi di vitamina C, K e E.
Antiossidanti: Contengono antociani, che hanno proprietà antinfiammatorie e antistaminiche.
Fibra: Buona fonte di fibra alimentare, che aiuta la digestione.

More
Vitamine: Ricche di vitamina C, K e una buona fonte di folati.
Antiossidanti: Contengono antociani e polifenoli, noti per ridurre l'infiammazione.

Minerali: Buona fonte di manganese e magnesio.

Melograno

Vitamine: Ricco di vitamina C e K.

Antiossidanti: Contiene punicalagina e altri polifenoli che possono avere effetti antinfiammatori.

Minerali: Buona fonte di potassio.

Ribes

Vitamine: Alto contenuto di vitamina C e K.

Antiossidanti: Ricchi di antociani e flavonoidi, che possono ridurre l'infiammazione.

Fibra: Buona fonte di fibra alimentare.

Ribes nigrum

Vitamine: Altissimo contenuto di vitamina C e una buona fonte di vitamina A e B.

Antiossidanti: Contiene antociani e flavonoidi, noti per le loro proprietà antistaminiche e antinfiammatorie.

Omega-6: Contiene acido gamma-linolenico (GLA), che può aiutare a ridurre l'infiammazione.

Uva

Vitamine: Buona fonte di vitamina C, K e alcune vitamine del gruppo B.

Antiossidanti: Contiene resveratrolo, flavonoidi e antociani, che hanno proprietà antinfiammatorie.

Minerali: Buona fonte di potassio e manganese.

Mela

Vitamine: Fonte di vitamina C.

Antiossidanti: Contiene quercetina, che è un noto antistaminico naturale.

Fibra: Ricca di fibra alimentare, particolarmente pectina, che aiuta la digestione.

Mela Cotogna

Vitamine: Buona fonte di vitamina C.

Antiossidanti: Contiene composti fenolici che possono avere proprietà antinfiammatorie.

Fibra: Ricca di fibra alimentare.

Questi frutti, oltre ad essere deliziosi e versatili in cucina, offrono anche benefici nutrizionali che possono contribuire al benessere generale e alla gestione dell'intolleranza all'istamina.

Incorporarli nella dieta quotidiana vi aiuterà non solo a creare dolci gustosi, ma anche a sfruttare le loro proprietà salutari.

Farine e cereali

Le farine e i cereali sono elementi fondamentali nella preparazione di dolci senza istamina. Farine come quelle di riso, orzo, farro e grano saraceno, preferibilmente in versione integrale, non solo arricchiscono le ricette con sapore e consistenza, ma offrono anche importanti benefici nutrizionali, come fibre, vitamine e minerali.

È consigliabile limitare il consumo di cereali a un massimo di ½ tazza al giorno per mantenere la dieta a basso contenuto di istamina sotto controllo.

Per quanto riguarda il glutine, non esistono evidenze che interferisca direttamente con l'istamina, a meno che non si soffra di condizioni specifiche come la celiachia, il morbo di Crohn o la SIBO.

Tuttavia, è importante considerare che una sensibilità al glutine non celiaca potrebbe essere legata all'intolleranza all'istamina.

Pertanto, un monitoraggio attento dei sintomi e, se necessario, una consulenza medica sono raccomandati per una gestione ottimale della dieta.

Lieviti consentiti per l'intolleranza all'istamina

Per chi soffre di intolleranza all'istamina, la scelta dei lieviti naturali è cruciale per evitare sintomi indesiderati. I lieviti industriali e alcuni agenti lievitanti possono contenere istamina o promuoverne la formazione. Tuttavia, ci sono alternative sicure che permettono di preparare dolci lievitati senza problemi.

Una valida alternativa è l'uso di bicarbonato di sodio, spesso combinato con cremor tartaro, che funge da agente lievitante senza generare istamina. Questi lieviti naturali consentono di preparare pane, torte e altri dolci lievitati in modo sicuro per chi deve seguire una dieta a basso contenuto di istamina, garantendo allo stesso tempo leggerezza e sapore ai prodotti da forno.

Tabella riassuntiva

Ingrediente	Utilizzo consigliato
Farina di Riso	Torte, biscotti, muffin, pane
Farina di Orzo	Biscotti, torte, pane
Farina di Farro	Pane, torte, crostate
Farina di Grano Saraceno	Pancake, muffin, biscotti
Farina di Castagne	Torte, crepes, biscotti
Farina di Cocco	Dolci esotici, biscotti, torte
Farina di Miglio	Biscotti, muffin, torte
Farina di Teff	Pane, muffin, biscotti
Farina di Quinoa	Muffin, torte, biscotti

Ingrediente	Utilizzo consigliato
AMIDI	
Amido di Mais	Addensante per creme, budini
Amido di Tapioca	Addensante per dolci, budini, creme
Amido di Riso	Addensante per creme, dolci al cucchiaio
CEREALI	
Riso Integrale	Dolci al cucchiaio, budini di riso
Orzo Integrale	Pane, biscotti, muffin
Farro Integrale	Torte, biscotti, pane
Grano Saraceno Integrale	Muffin, pancake, torte
Miglio Integrale	Muffin, biscotti, torte
Quinoa Integrale	Barrette energetiche, biscotti
LIEVITI	
Lievito Madre *	Pane, torte lievitate, biscotti
Bicarbonato di Sodio	Muffin, torte, biscotti
Cremor Tartaro	Torte, biscotti, muffin

* La sensibilità al lievito madre deve essere valutata caso a caso

Mix di Farine per dolci senza istamina

Sostituire la farina 00 con farine alternative permette di preparare dolci deliziosi e sicuri per chi soffre di intolleranza all'istamina e sensibilità al glutine. Ecco alcuni mix di farine che puoi utilizzare:

Mix Universale per dolci

160 g di farina di riso

60 g di farina di grano saraceno

60 g di farina di tapioca

5 g di gomma di xantano (facoltativo, per migliorare la consistenza)

Mix per Torte e Muffin

140 g di farina di farro

75 g di farina di miglio

60 g di amido di mais

30 g di farina di cocco

Mix per Biscotti

140 g di farina di castagne

70 g di farina di teff

60 g di amido di tapioca

30 g di farina di riso

Mix per Pane dolci e Pan di Spagna

140 g di farina di quinoa

80 g di farina di riso integrale

60 g di farina di grano saraceno

10 g di amido di mais

Mix per Crepes e Pancake
140 g di farina di grano saraceno
75 g di farina di miglio
30 g di farina di cocco
30 g di amido di mais

Mix per Crostate
140 g di farina di riso integrale
70 g di farina di farro
35 g di farina di teff
35 g di farina di castagne

Questi mix possono essere utilizzati come base per una vasta gamma di dolci, assicurando che le tue creazioni siano non solo gustose ma anche adatte a una dieta a basso contenuto di istamina. Ricorda di conservare le farine in un luogo fresco e asciutto per preservarne la freschezza e la qualità.

Zucchero e sostituti

Lo zucchero è un ingrediente fondamentale nella preparazione dei dolci, solitamente ben tollerato. Ma per chi soffre di intolleranza all'istamina, è importante conoscere alternative che non scatenino sintomi indesiderati. Ecco una guida sui tipi di zucchero e sui loro sostituti adatti per una dieta a basso contenuto di istamina, insieme alle loro equivalenze in peso.

Sostituti dello Zucchero

Sciroppo d'Acero: dolcificante naturale privo di istamina.
Equivalenza: 100 g di zucchero bianco = 75 g di sciroppo d'acero
Sciroppo di Riso: dolce e leggero.
Equivalenza: 100 g di zucchero bianco = 130 g di sciroppo di riso
Sciroppo d'Agave: con un basso indice glicemico.
Equivalenza: 100 g di zucchero bianco = 75 g di sciroppo d'agave
Miele: dolcificante naturale, ricco di sapore e nutriente.
Equivalenza: 100 g di zucchero bianco = 70 g di miele
Zucchero di Cocco: dolcificante naturale dal sapore caramellato.
Equivalenza: 100 g di zucchero bianco = 100 g di zucchero di cocco
Eritritolo: un alcol di zucchero che offre dolcezza con poche calorie.
Equivalenza: 100 g di zucchero bianco = 100 g di eritritolo
Stevia: alto potere dolcificante e non contiene calorie.
Equivalenza: 100 g di zucchero bianco = 1 g di stevia
Xilitolo: dolcificante naturale a basso contenuto calorico.
EquivalenEquivalenza: 100 g di zucchero bianco = 100 g di eritritolo

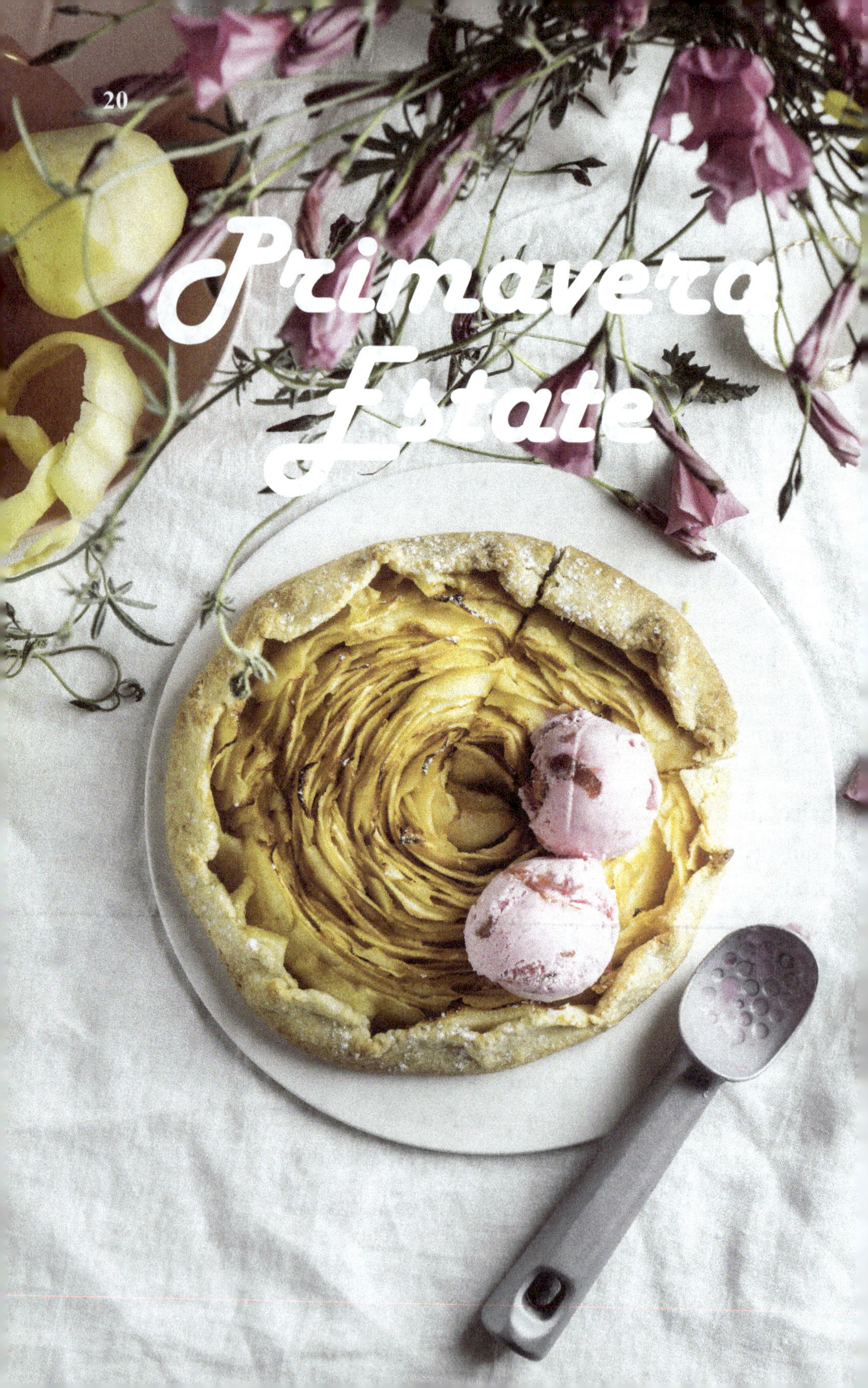

20
Primavera
Estate

Crostata pesche e rosmarino

PREPARAZIONE

1. Stendere la pasta frolla senza glutine nella teglia da crostata e raffreddare in frigo per 30 minuti. Preriscaldare il forno a 180°C.

2. Mescolare pesche, zucchero, rosmarino e amido di mais.

3. Disporre le pesche sulla base della crostata.

4. Spolverare con zucchero e rosmarino aggiuntivo.

5. Cuocere in forno a 180°C per 30-35 minuti, finché dorata.

6. Raffreddare sulla teglia per 10 minuti, poi su una griglia.
   Servire fredda o a temperatura ambiente.

INGREDIENTI

• Pasta frolla senza glutine
• 4-5 pesche mature, tagliate a fette sottili
• 50g di zucchero di canna, più q.b. per spolverare
• 1 cucchiaio raso di rosmarino fresco tritato
• 1 cucchiaio di amido di mais

Tips: utilizza pesche mature e succose per una crostata più gustosa. Assicurati di tagliarle a fette sottili e uniformi per una cottura uniforme.

 30 minuti

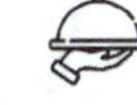 8 porzioni

 Facile

Cupcakes ai mirtilli

INGREDIENTI

- 200g di farina senza glutine
- 150g di zucchero di canna
- 100g di burro non salato (o olio di cocco)
- 2 uova
- 150g di mirtilli freschi

Tips: conserva i cupcakes in un contenitore ermetico in frigorifero per mantenerli freschi e consumali entro 2 giorni.

PREPARAZIONE

1. Mescolare la farina senza glutine con lo zucchero di canna.

2. Aggiungere il burro fuso (o olio di cocco) e le uova, incorporando bene gli ingredienti.

3. Aggiungere delicatamente i mirtilli freschi e mescolare per distribuirli uniformemente.

4. Riempire gli stampi per cupcakes per circa 2/3 con l'impasto.

5. Cuocere in forno a 180°C per 20-25 minuti, finché dorati e gonfi. Sfornare e raffreddare prima di decorare e servire.

____

____

____

____

____

____

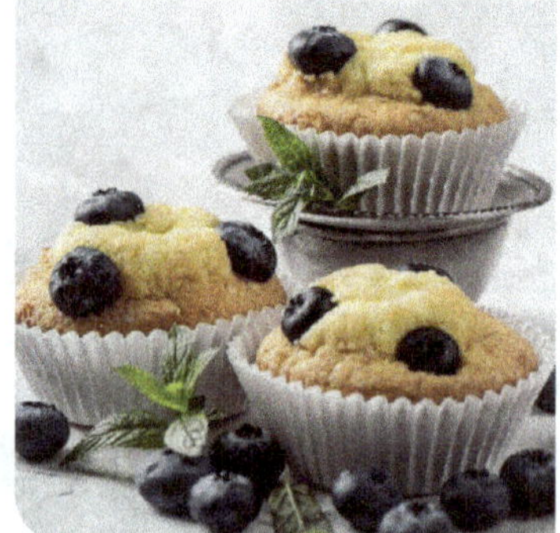

40 minuti

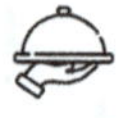

12 cupcakes

Media

Coppette ai ribes rossi

PREPARAZIONE

1. Mescolare i ribes con 2 cucchiai di zucchero di canna e lasciarli macerare per circa 30 minuti.

2. Montare la panna senza lattosio con il mascarpone e i semi di vaniglia fino a ottenere una crema morbida e montata.

3. Disporre uno strato di ribes sul fondo di bicchieri o coppette.

4. Coprire con uno strato di crema al mascarpone. Ripetere l'operazione per creare più strati alternando ribes e crema al mascarpone.

5. Decorare la superficie con i ribes freschi e servire il dolce freddo.

INGREDIENTI

• 200g ribes rossi freschi
• Zucchero di canna
• 250g mascarpone o formaggio fresco spalmabile
• 200ml panna senza lattosio
• Vaniglia (bacca)

Tips: puoi regolare la quantità di zucchero di canna aggiunto ai ribes in base alla loro dolcezza naturale e alle tue preferenze personali.

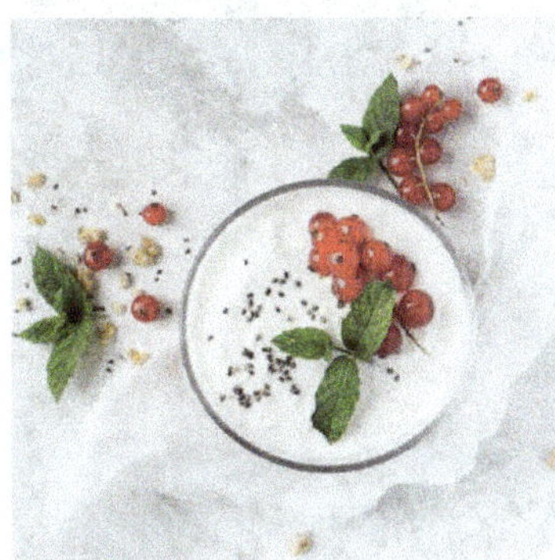

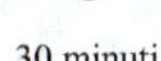
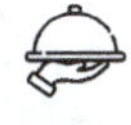

30 minuti   4 porzioni   Facile

Gelato al miele

INGREDIENTI

- 500ml di latte di riso
- 200ml di panna di cocco
- 150g di miele

Tips: puoi fare il gelato anche senza gelatiera. Metti gli ingredienti nel congelatore per 30 minuti. Mescola il latte di riso, la panna di cocco e il miele. Versa il composto in una ciotola fredda e copri. Metti in freezer. Mescola ogni 30-60 minuti per 3-4 ore. Servi e gusta!

PREPARAZIONE

1. In una pentola, scaldate leggermente il latte di riso.

2. In una ciotola grande, mescolate il latte di riso riscaldato con la panna di cocco e il miele, assicurandovi che il miele si sia completamente sciolto.

3. Versate il composto nella gelatiera e fate mantecare seguendo le istruzioni del produttore, finché il gelato raggiunge una consistenza cremosa.

4. Trasferite il gelato mantecato in un contenitore per gelato e coprite con un coperchio. Lasciate raffreddare in freezer per almeno 4 ore, o fino a quando il gelato è ben solidificato.

5. Prima di servire, estraete il gelato dal freezer qualche minuto prima per ammorbidirlo leggermente, quindi servite in coppette o coni da gelato.

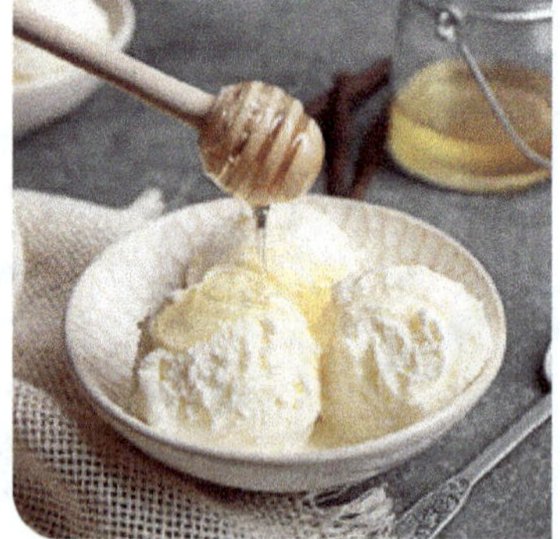

  4 ore

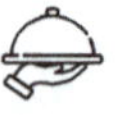 4 porzioni

 Media

Muffin alle carote

PREPARAZIONE

1. Preriscalda il forno a 180°C e prepara gli stampi per i muffin con i pirottini.

2. In una ciotola, mescola la farina senza glutine, lo zucchero di canna e il bicarbonato di sodio.

3. Aggiungi le carote grattugiate e le noci di macadamia tritate all'impasto secco e mescola bene.

4. In un'altra ciotola, sbatti leggermente le uova e aggiungi il burro fuso (o l'olio di cocco) insieme all'aceto di mele.

5. Versa gli ingredienti liquidi nella ciotola degli ingredienti secchi e mescola fino a ottenere un impasto omogeneo.

6. Distribuisci l'impasto negli stampi per muffin riempendoli per circa 3/4 e inforna in forno preriscaldato per 20-25 minuti, o finché dorati e gonfi.

7. Sforna i muffin e lasciali raffreddare completamente prima di servire. Puoi guarnire con zucchero a velo se preferisci.

INGREDIENTI

- 200g di farina senza glutine
- 100g di zucchero di canna
- 100g di carote grattugiate
- 50g di noci di macadamia
- 100g di burro non salato (o olio di cocco)
- 2 uova
- 1 cucchiaino di bicarbonato di sodio
- 2 cucchiaini di aceto di mele
- Una presa di sale

Tips: assicurati di grattugiare finemente le carote per una consistenza morbida. In alternativa puoi cuocere le carote al vapore fino per circa 10 minuti e poi schiacciale con una forchetta.

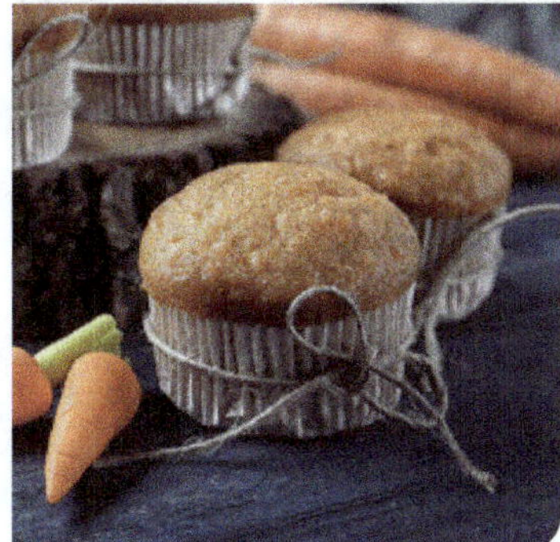

30 minuti   12 muffin   Media

Pan di Spagna pesche e ribes nero

INGREDIENTI

- 200g di farina senza glutine per dolci
- 150g di zucchero di canna
- 4 uova
- 2 pesche mature, tagliate a pezzi
- 100g di ribes nigrum freschi

Tips: per un tocco extra di dolcezza, spolvera la superficie della torta con dello zucchero a velo prima di servire.

PREPARAZIONE

1. Preriscaldare il forno a 180°C e preparare uno stampo da plumcake con carta forno.

2. In una ciotola, montare le uova con lo zucchero fino a ottenere un composto spumoso.

3. Aggiungere le pesche tagliate a pezzi e il ribes nigrum fresco all'impasto, mescolando delicatamente.

4. Versare l'impasto nello stampo preparato e livellare la superficie con una spatola.

5. Cuocere in forno preriscaldato per circa 30-35 minuti, o fino a quando uno stuzzicadenti inserito al centro esce pulito.

6. Una volta cotto, lasciare raffreddare il pan di Spagna prima di sformarlo dallo stampo.

7. Decorare con pezzetini di pesca e i ribes prima di servire.

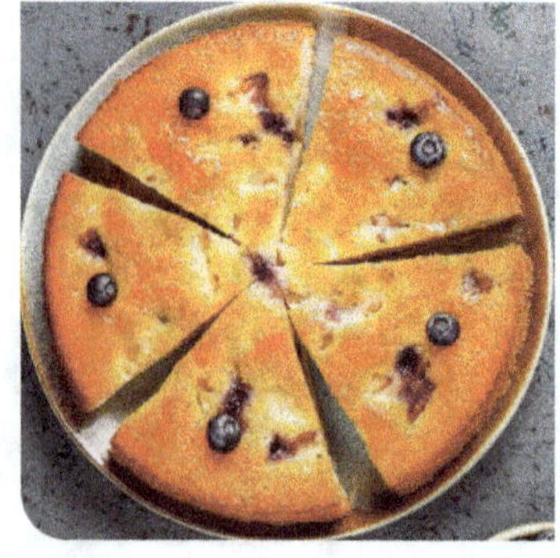

____

____

____

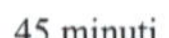

45 minuti   8-10 porzioni   Media

Panna cotta con Coulis di ciliegie

PREPARAZIONE

1. Ammollare la gelatina in acqua fredda se in fogli o scioglierla nella panna calda se in polvere.

2. In una pentola, portare a ebollizione la panna con il latte vegetale e lo zucchero di canna.

3. Versare il composto nelle coppette e lasciare raffreddare in frigorifero per almeno 4 ore.

4. Nel frattempo, preparare la coulis di ciliegie frullando le ciliegie con lo zucchero di canna fino a ottenere una consistenza liscia.

5. Una volta solidificata la panna cotta, servirla decorando con la coulis di ciliegie.

INGREDIENTI

- 500 ml di panna con o senza lattosio
- 250 ml di latte vegetale
- 100 g di zucchero di canna
- 8 g di gelatina vegetale
- 200 g di ciliegie mature, denocciolate e tagliate a pezzi
- 30 g di zucchero di canna (per la coulis)

Tips: assicurati di sciogliere completamente la gelatina nel composto di panna calda. Mescola bene per garantire che non ci siano grumi.

 5 ore

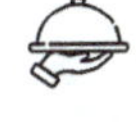 4 porzioni

  Facile

Pastiera

INGREDIENTI

- 300g di pasta frolla senza glutine
- 500g di ricotta di pecora
- 200g di grano cotto
- 150g di zucchero di canna
- Scorza grattugiata di 1/2 arancia bio

Tips: la scorza d'arancia grattugiata dona un aroma fresco alla pastiera, ma puoi sostituirla con vaniglia in bacca o ometterla.

PREPARAZIONE

1. Prepara la pasta frolla senza glutine seguendo la ricetta e foderando uno stampo per torte.

2. In una ciotola, mescola la ricotta di pecora con lo zucchero di canna fino a ottenere un composto omogeneo.

3. Aggiungi il grano cotto e la scorza d'arancia grattugiata al composto di ricotta e mescola bene.

4. Versa il composto nella base di pasta frolla distribuendolo uniformemente.

5. Cuoci in forno preriscaldato a 180°C per circa 50-60 minuti, o fino a quando la superficie risulta dorata.

6. Una volta cotta, sforna la pastiera e lasciala raffreddare completamente prima di servire.

7. Guarnisci la pastiera con zucchero a velo.

____

____

____

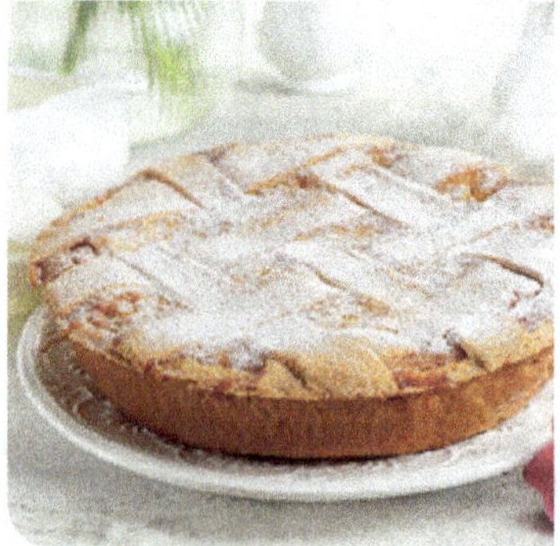

 1 ora    8 porzioni   Media

Ricciarelli alle Noci di macadamia

PREPARAZIONE

1. In una ciotola, mescola le noci di macadamia tritate con lo zucchero a velo.

2. Aggiungi l'aquafaba, la scorza d'arancia grattugiata e l'estratto di vaniglia all'impasto e mescola bene fino a ottenere una consistenza morbida.

3. Lavora l'impasto con le mani fino a formare una palla omogenea.

4. Prendi piccole porzioni di impasto e forma delle palline. Schiacciale leggermente per dare loro la forma tipica dei ricciarelli.

5. Disponi i ricciarelli su una teglia foderata con carta da forno.

6. Cuoci in forno preriscaldato a 160°C per circa 15-20 minuti, o finché i bordi sono leggermente dorati.

7. Una volta cotti, lascia raffreddare completamente i ricciarelli prima di servire.

INGREDIENTI

• 200g di noci di macadamia tritate finemente
• 100g di zucchero a velo
• 3 cucchiai di aquafaba (liquido di scolo dei ceci)
• 1/2 cucchiaino di semi di vaniglia di vaniglia

Tips: prima di tritarle, puoi tostare leggermente le noci di macadamia in una padella a secco per intensificarne il sapore. Assicurati di farle raffreddare completamente prima di usarle nell'impasto.

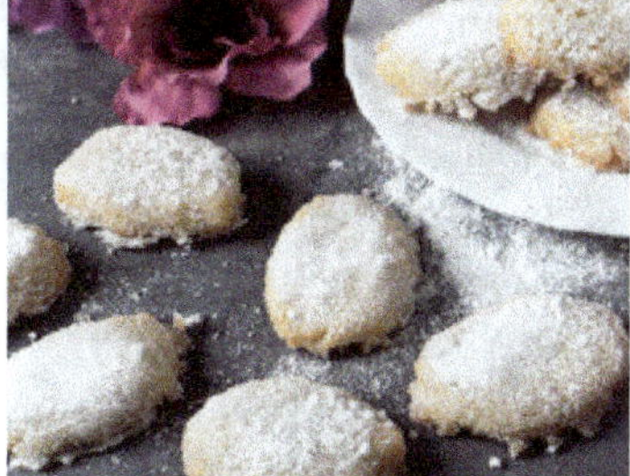

 30 minuti 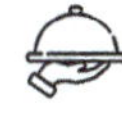 12 biscotti  Media

Tiramisù

INGREDIENTI

- 200g di savoiardi senza glutine
- 300ml di caffè di cicoria, freddo
- 500g di ricotta
- 100g di burro morbido
- 100g di zucchero di canna
- Carrube in polvere (opzionale)

Tips: prova le varianti bianche gorgonzola e noci o sale grosso e rosmarino fresco.

PREPARAZIONE

1. Prepara e raffredda il caffè di cicoria.

2. Mescola con la frusta la ricotta con il burro fino a ottenere una crema liscia.

3. Aggiungi lo zucchero e mescola bene.

4. Inzuppa velocemente i savoiardi nel caffè e disponili nello stampo.

5. Copri con metà della crema di ricotta.

6. Aggiungi un altro strato di savoiardi e la crema rimanente.

7. Metti in frigorifero per 4 ore o tutta la notte.

8. Prima di servire puoi spolverare con polvere di carrube.

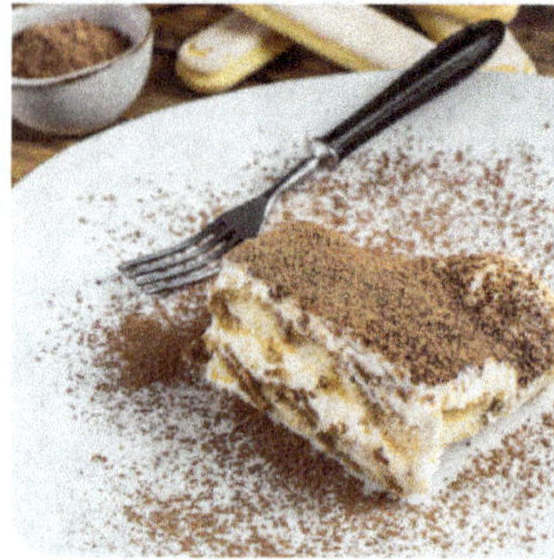

30 minuti

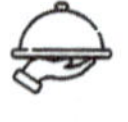
6-8 porzioni

Facile

Torta di ciliegie e ricotta

PREPARAZIONE

1. Preriscalda il forno a 180°C e prepara uno stampo per torte da 24cm imburrato e infarinato.

2. In una ciotola, monta le uova con lo zucchero di canna fino a ottenere un composto spumoso.
Aggiungi la ricotta alla miscela di uova e zucchero, quindi setaccia l'amido di mais sopra il composto.

3. Mescola delicatamente fino a ottenere un impasto omogeneo.
Versa l'impasto nella tortiera preparata e distribuiscilo uniformemente.

4. Distribuisci le ciliegie denocciolate sulla superficie dell'impasto in modo uniforme.

5. Inforna la torta nel forno preriscaldato e cuoci per circa 40-45 minuti, o finché risulta dorata e cotta.

6. Una volta cotta, sforna la torta e lasciala raffreddare completamente prima di servire.

____

____

____

INGREDIENTI

- 500g di ciliegie mature, denocciolate
- 250g di ricotta fresca
- 100g di zucchero di canna
- 3 uova
- 50g di amido di mais

Tips: verifica la cottura della torta inserendo uno stuzzicadenti al centro.
Se esce pulito, la torta è pronta. Se l'impasto aderisce allo stuzzicadenti, lascia cuocere per qualche minuto in più.

 50 minuti   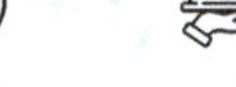 8 porzioni    Facile

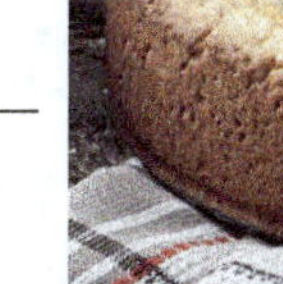

Torta di mele

INGREDIENTI

- 4 mele, sbucciate e affettate
- 200g di farina di riso
- 3 uova
- 100ml di olio di riso
- 80g di zucchero di canna (opzionale, se desideri una dolcezza leggera)

Tips: puoi sostituire lo zucchero con un dolcificante naturale come il miele o lo sciroppo di agave, regolando la quantità in base al tuo gusto.

PREPARAZIONE

1. Preriscalda il forno a 180°C e prepara uno stampo per torteda 24 cm imburrato e infarinato.

2. In una ciotola grande, mescola la farina di riso con le uova e l'olio fino a ottenere un composto omogeneo.

3. Versa metà dell'impasto nella tortiera preparata e distribuiscilo uniformemente sul fondo.

4. Disponi le fette di mela sulla superficie dell'impasto in modo uniforme.

5. Copri le mele con il restante impasto e livella la superficie.

6. Inforna la torta nel forno preriscaldato e cuoci per circa 30-35 minuti, o finché risulta dorata e cotta.

7. Una volta cotta, sforna la torta e lasciala raffreddare prima di servire.

____

____

____

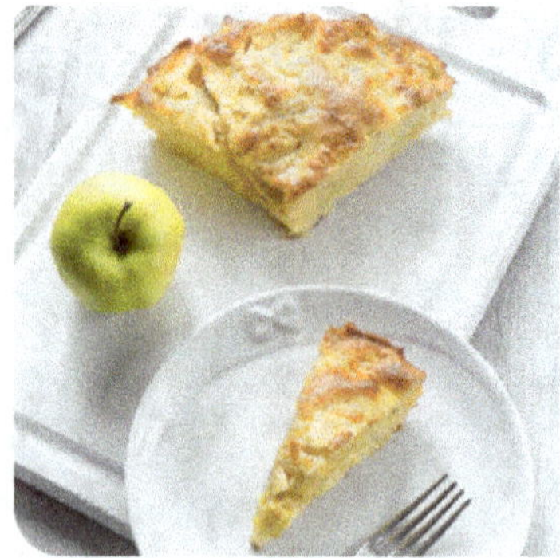

45 minuti

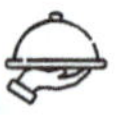
8 porzioni

Facile

Torta finto cacao

PREPARAZIONE

1. Preriscalda il forno a 180°C e prepara una teglia imburrata e infarinata.

2. Mescola insieme le farine 00 e di carrube in una ciotola.

3. In un'altra ciotola, sbatti il latte con lo zucchero fino ad ottenere un composto omogeneo, poi aggiungi l'olio e mescola.

4. Incorpora gradualmente gli ingredienti secchi al composto liquido fino a ottenere un impasto liscio.

5. Aggiungi l'agente lievitante e mescola bene.

6. Versa l'impasto nella teglia preparata, livellandolo, quindi inforna a 180°C per 30-35 minuti o fino a doratura.
Sforna e lascia raffreddare prima di servire.

INGREDIENTI

- 250 ml di latte senza lattosio o vegetale
- 150 g di zucchero
- 250 g di farina 00
- 40 g di farina di carrube
- 40 g di olio di riso o altro olio di semi preferito
- 10 g di lievito per dolci o 5 g di cremor tartaro più 4 g di bicarbonato.

Tips: per una torta ancora più soffice e umida, puoi sostituire parte del latte (100 ml) con della panna fresca.

 40 minuti

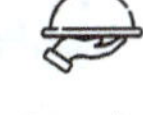 6 porzioni

 Facile

Torta di riso

INGREDIENTI

- 200 g di riso
- 1 litro di latte intero
- 200 g di zucchero
- 3 uova
- Scorza grattugiata di 1/2 limone
- Zucchero a velo per spolverizzare (opzionale)

Tips: scegli un riso a chicchi corti o medio-corti come l'Arborio per una consistenza più cremosa. Altri tipi di riso che si prestano bene includono il Carnaroli e il Vialone Nano.

PREPARAZIONE

1. Cuoci il riso nel latte insieme alla scorza di limone fino a quando il riso è morbido e il liquido è assorbito.

2. Sbatti le uova in una ciotola capiente e aggiungi lo zucchero, continuando a mescolare fino a ottenere un composto spumoso.

3. Una volta cotto, rimuovi la scorza di limone dal riso e lascia intiepidire leggermente.

4. Unisci il riso ancora tiepido al composto di uova e zucchero, mescolando bene per incorporare gli ingredienti.

5. Versa l'impasto nella teglia precedentemente preparata, livellando la superficie con una spatola.

6. Inforna la torta nel forno preriscaldato a 180°C e cuoci per circa 30-40 minuti, o finché risulta dorata e completamente cotta. Una volta pronta, lascia raffreddare leggermente prima di servire.

____

____

____

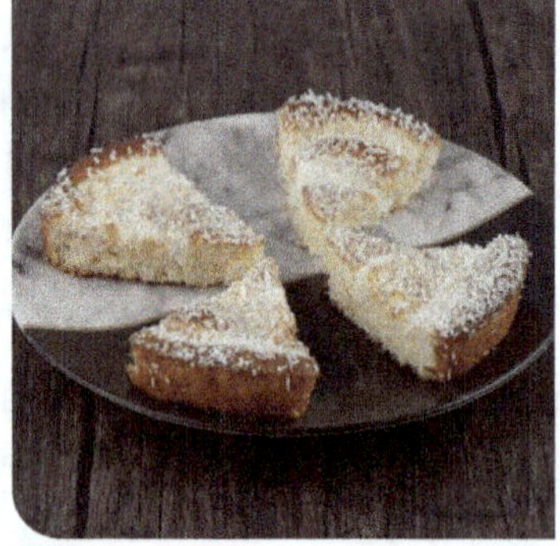

 90 minuti   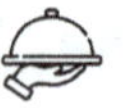 8 porzioni    Media

Torta della nonna

PREPARAZIONE

1. Lavora il burro morbido con lo zucchero fino a ottenere una crema. Aggiungi tre tuorli uno alla volta e la scorza di limone grattugiata. Mescola bene.

2. Incorpora la farina setacciata fino a formare un impasto omogeneo. Dividi l'impasto in due parti e mettile in frigorifero per 30 minuti.

3. Prepara la crema pasticcera portando a ebollizione il latte con la scorza di limone. Mescola tre tuorli con lo zucchero e l'amido di mais, poi versa il latte caldo, mescolando continuamente.

4. Rimetti la crema sul fuoco e cuoci fino a quando si addensa. Lascia raffreddare.

5. Stendi la parte più grande dell'impasto su una teglia e versa sopra la crema pasticcera. Con la parte rimanente, crea delle strisce e disponile sulla crema.

6. Inforna a 180°C per 30-35 minuti, finché dorata. Lascia raffreddare, spolverizza con zucchero a velo e servi.

INGREDIENTI

- 300g di farina 00
- 150g di burro a temperatura ambiente
- 150g di zucchero
- 6 tuorli d'uovo
- 1 cucchiaino di scorza grattugiata di limone bio
- 500ml di latte fresco
- 80g di amido di mais
- Zucchero a velo per decorare

Tips: assicurati di lasciar raffreddare bene la torta prima di servirla per consentire alla crema di assestarsi.

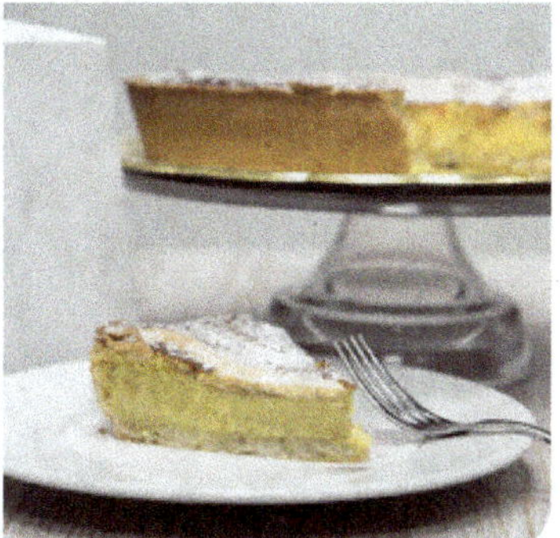

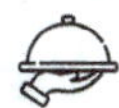

90 minuti   8 porzioni   Media

Torta rustica alla frutta

INGREDIENTI

- 500g di frutta a scelta (tipo mele, pere, pesche), tagliata a pezzetti
- 1 cucchiaio di zenzero fresco grattugiato
- 100g di zucchero di canna
- 250g di farina senza glutine per dolci
- 100g di olio di cocco

Tips: puoi regolare la quantità di zucchero in base alla dolcezza della frutta utilizzata e ai tuoi gusti personali.

PREPARAZIONE

1. In una padella antiaderente, scalda un cucchiaio di olio di cocco a fuoco medio.
   Aggiungi la frutta tagliata a cubetti e fai saltare per alcuni minuti.

2. Trasferisci la frutta saltata in una ciotola e lasciala raffreddare completamente. Aggiungi lo zenzero grattugiato.

3. In un'altra ciotola, mescola la farina con lo zucchero. Aggiungi il restante olio di cocco all'impasto e lavora con le mani fino a ottenere una consistenza sabbiosa.

4. Cospargi metà dell'impasto in una tortiera e pressa leggermente, copri con la frutta cotta e spolvera con il restante zucchero di canna. Cospargi la restante metà dell'impasto sulla frutta cotta.

5. Cuoci in forno preriscaldato a 180°C per circa 40-45 minuti, finché la torta risulta dorata e croccante.
   Sforna e lascia raffreddare prima di servire.

____

____

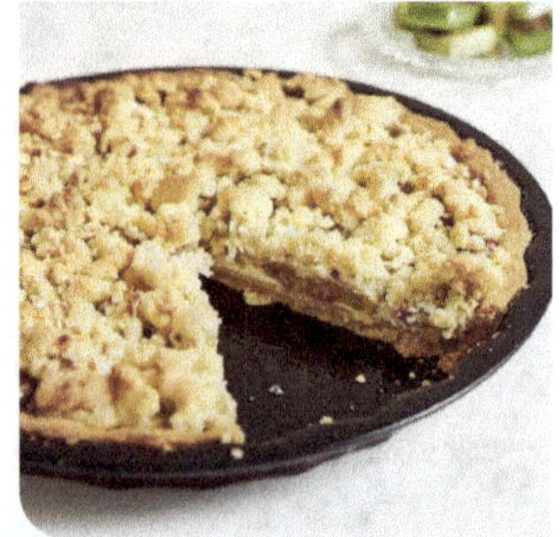

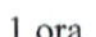

1 ora 8 porzioni Media

Tortine al cocco

PREPARAZIONE

1. Preriscalda il forno a 180°C e prepara gli stampini monoporzione con carta da forno.

2. In una ciotola mescola la robiola con lo sciroppo d'acero fino a ottenere un composto cremoso e omogeneo. Aggiungi il burro di cocco fuso al composto e mescola bene.

3. Incorpora delicatamente la farina di cocco all'impasto, mescolando fino a ottenere una consistenza uniforme.

4. Versa l'impasto negli stampini monoporzione preparati, riempiendoli per circa 2/3.

5. Inforna le tortine nel forno preriscaldato e cuoci per circa 20-25 minuti, o fino a quando risulteranno dorate.

6. Sforna le tortine e lasciale raffreddare leggermente negli stampini prima di trasferirle su una griglia per raffreddare completamente.

7. Una volta fredde, guarnisci le tortine con fiocchi di cocco se desiderato.

INGREDIENTI

- 200g di robiola fresca
- 100g di farina di cocco
- 2 cucchiai di sciroppo d'acero
- 50g di burro di cocco o olio di riso
- Fiocchi di cocco per guarnire (opzionale)

Tips: il cocco è un alimento ricco di grassi sani e fibre, con proprietà antiossidanti che favoriscono la salute del cuore e del sistema immunitario. Scegli farine bio e olio estratto a freddo.

 35 minuti 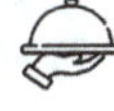 6 porzioni  Facile

Zuppa inglese leggera

INGREDIENTI

- 250 ml di latte di riso
- 2 cucchiai di amido di mais
- 50 g di zucchero di canna
- Biscotti senza glutine q.b.
- Caffè di cicoria, raffreddato q.b.
- Polvere di carrube q.b.

Tips: puoi regolare la dolcezza della crema aggiungendo più o meno zucchero di canna secondo i tuoi gusti. Se preferisci una consistenza più densa, puoi aumentare la quantità di amido di mais.

PREPARAZIONE

1. In una pentola, mescola il latte di riso con l'amido di mais e lo zucchero di canna. Porta a ebollizione e continua a mescolare finché la crema non si addensa.

2. In uno stampo da dessert o in quattro coppette, crea uno strato di biscotti bagnati nel caffè di cicoria raffreddato.

3. Aggiungi uno strato di crema al latte di riso.

4. Ripeti i passaggi 2-4 fino a esaurimento degli ingredienti, assicurandoti di terminare con uno strato di crema.

5. Copri lo stampo e lascia raffreddare in frigorifero per almeno 4 ore o finché la crema non si rapprende.

6. Prima di servire, puoi spolverare con polvere di carrube.

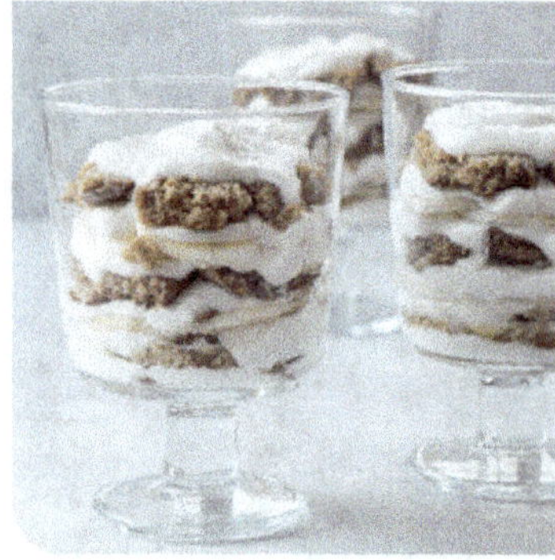

 5 ore

 4 porzioni

Media

Sostituti del latte vaccino

Il latte vaccino è un ingrediente comune nelle ricette di pasticceria, ma per coloro che seguono una dieta a basso contenuto di lattosio o che sono intolleranti, è necessario trovare alternative adatte.

Alternative al latte laccino

Latte senza lattosio: Nel contesto della pasticceria, il latte delattosato può essere utilizzato come sostituto diretto del latte vaccino nelle ricette, offrendo una fonte di nutrienti essenziali senza compromettere il sapore o la consistenza dei dolci.

Latte di Cocco: Il latte di cocco aggiunge un sapore ricco e cremoso alle ricette di pasticceria. È particolarmente adatto per dolci esotici o con un sapore tropicale.

Latte di Riso: Il latte di riso ha un sapore delicato e dolce, ed è una buona opzione per chi cerca un'alternativa al latte vaccino che sia leggera e facilmente digeribile.

Sostituti del latte nei dolci

Yogurt Vegetale: Utilizzato al posto del latte nelle ricette, lo yogurt vegetale aggiunge umidità e morbidezza ai dolci senza latte.

Panna di Cocco: Perfetta per la preparazione di creme e ripieni, la panna di cocco è ricca e cremosa, con un sapore delicato che si sposa bene con una vasta gamma di dolci.

Latte di Avena: Con un sapore dolce e una consistenza simile al latte vaccino, il latte di avena è una buona alternativa per dolci come pancake, crepes e torte.

Utilizzi e consigli pratici

Per ottenere risultati ottimali nelle ricette di pasticceria, è consigliabile utilizzare le alternative al latte alla stessa temperatura del latte vaccino richiesto dalla ricetta.

Quando si sceglie una alternativa al latte, è importante considerare il sapore e la consistenza desiderati del dolce finale. Ad esempio, il latte di cocco può conferire una nota caramellata, mentre il latte di avena può aggiungere un sapore leggermente nocciolato.

Alcune alternative al latte possono essere più dense o più liquide del latte vaccino, quindi potrebbe essere necessario aggiustare la quantità di liquidi nella ricetta di conseguenza.

Tabella riassuntiva

	Latte di cocco
Utilizzo Consigliato	Dolci esotici, torte, creme morbide, creme ferme, muffin.
Grado di Dolcezza	Moderato
Liquidità	Medio
Densità	Medio
	Latte di riso
Utilizzo Consigliato	Dolci delicati, pancake, crepes Creme pasticcere, ripieni, gelati
Grado di Dolcezza	Basso
Liquidità	Alto
Densità	Basso
	Latte di avena
Utilizzo Consigliato	Pancake, crepes, torte
Grado di Dolcezza	Moderato
Liquidità / Densità	Medio

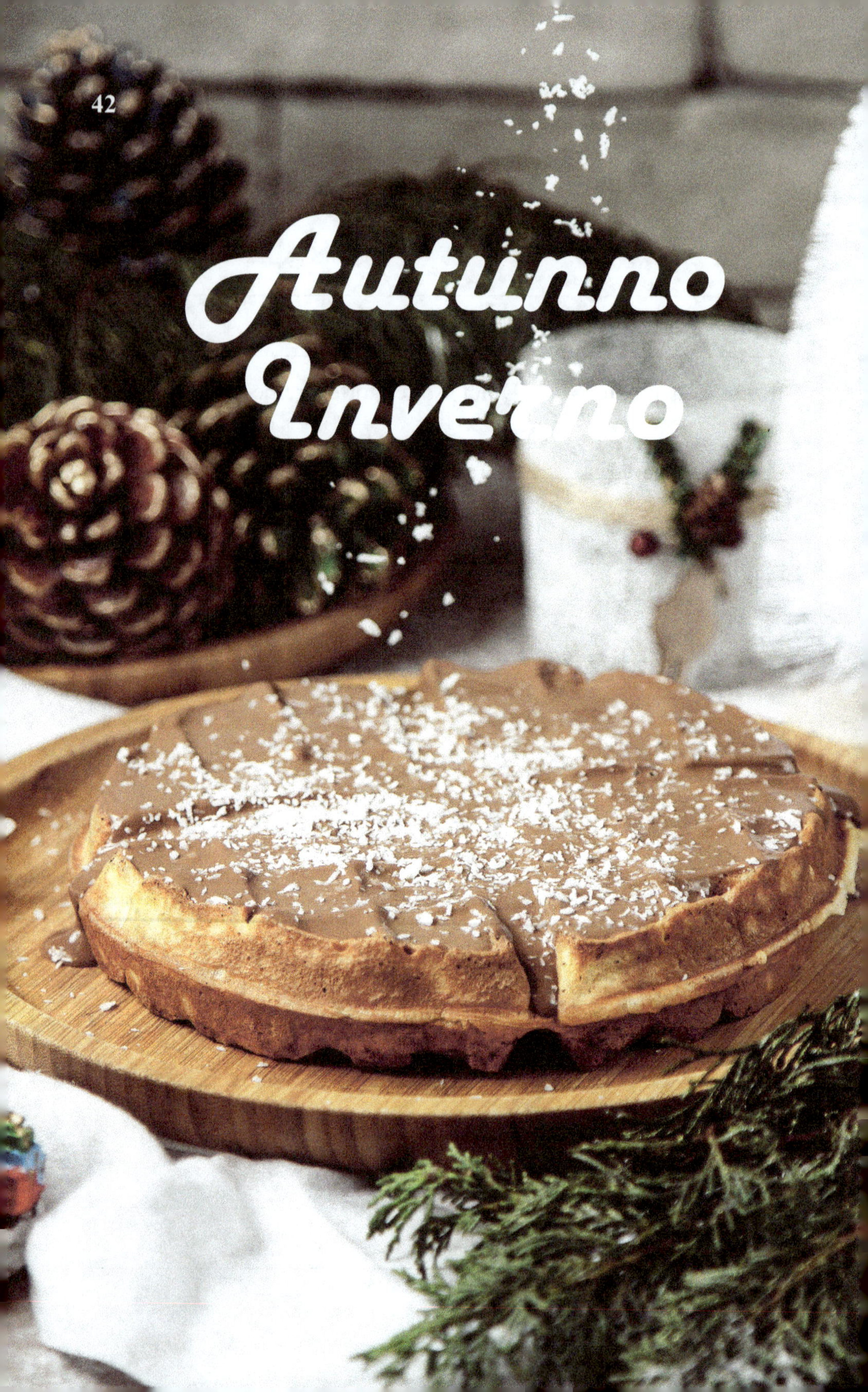

42
Autunno
Inverno

Biscotti di castagne

PREPARAZIONE

1. Preriscalda il forno a 180°C e foderare una teglia con carta da forno.

2. Mescola insieme le farine, il bicarbonato e il sale.

3. Sbatti il burro con lo zucchero fino a ottenere un composto cremoso.

4. Aggiungi il burro e zucchero all'impasto secco e mescola bene.

5. Forma delle palline con l'impasto e disponile sulla teglia preparata.

6. Schiaccia leggermente le palline e inforna per 12-15 minuti, finché sono dorati.

INGREDIENTI

• 200g di farina di castagne
• 100g di farina di grano saraceno
• 100g di burro non salato, a temperatura ambiente
• 100g di zucchero di canna
• 1 cucchiaino di bicarbonato di sodio
• Una presa di sale

Tips: assicurati di lavorare bene il burro con lo zucchero fino a ottenere una consistenza cremosa e soffice.

____

____

____

 30 minuti

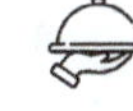 20 biscotti

 Media

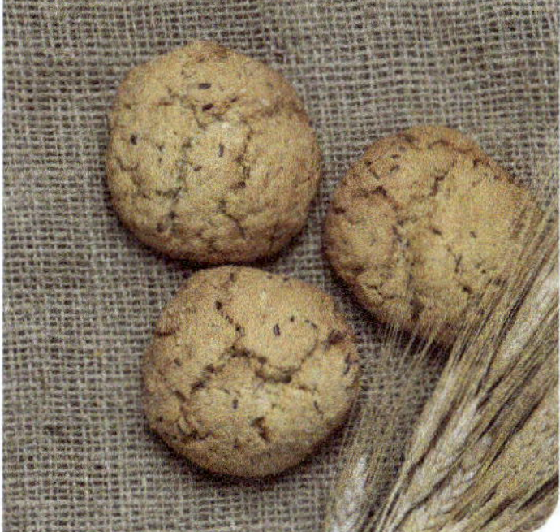

Biscotti di zucca

INGREDIENTI

- 200g di purè di zucca
- 200g di farina senza glutine per dolci
- 100g di zucchero di canna
- 60g di burro anche vegetale, a temperatura ambiente
- Una presa di sale

Tips: per preparare il purè di zucca puoi cuocerla sia al forno che a vapore. Entrambi i metodi sono efficaci: al forno, la zucca sviluppa un sapore caramellato, mentre al vapore mantiene una consistenza più umida. Regola la farina di conseguenza.

PREPARAZIONE

1. Preriscalda il forno a 180°C e foderare una teglia con carta da forno.

2. In una ciotola grande, mescola insieme il purè di zucca, lo zucchero di canna, il burro ammorbidito, la cannella e il sale.

3. Aggiungi la farina poco alla volta, mescolando fino a ottenere un impasto omogeneo.

4. Forma delle palline con l'impasto e disponile sulla teglia preparata, lasciando uno spazio sufficiente tra di loro.

5. Schiaccia leggermente le palline con il palmo della mano o con il fondo di un bicchiere.

6. Inforna i biscotti nel forno preriscaldato e cuoci per circa 12-15 minuti, o fino a quando risultano dorati sui bordi.

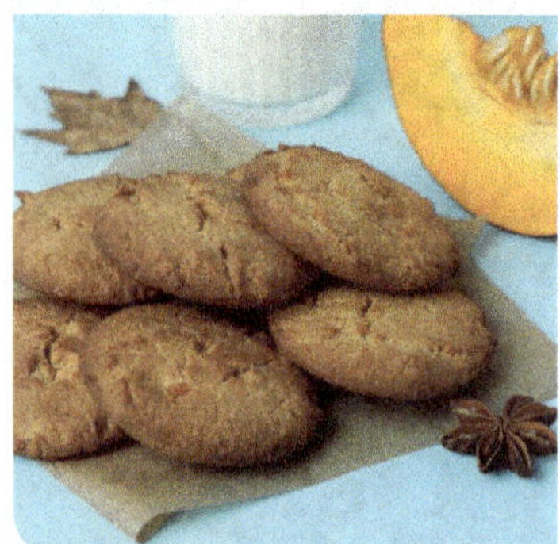

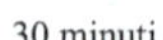
30 minuti

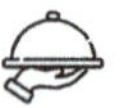
20 biscotti

Media

Budino inglese di mele

PREPARAZIONE

1. Preriscalda il forno a 180°C e imburra una teglia da forno.

2. In una ciotola grande, mescola insieme la farina, lo zucchero, il bicarbonato di sodio, il cremor tartaro.

3. Aggiungi le mele tagliate a dadini agli ingredienti secchi e mescola bene.

4. Versa il latte e l'olio olio nella ciotola degli ingredienti secchi e mescola fino a ottenere un composto omogeneo.

5. Versa l'impasto nella teglia preparata e livella la superficie con una spatola.

6. Inforna il budino nel forno preriscaldato e cuoci per circa 30-35 minuti, o fino a quando risulta dorato e cotto.

7. Una volta cotto, sforna il budino e lascialo raffreddare leggermente prima di servire.

____

____

____

INGREDIENTI

- 3 mele, sbucciate e tagliate a dadini
- 200 g di farina senza glutine
- 100 g di zucchero di canna
- 60 g di olio vegetale (cocco, semi)
- 240 ml di latte vegetale
- 1 cucchiaino di bicarbonato di sodio
- 1 cucchiaino di cremor tartaro

Tips: se preferisci una consistenza più cremosa, puoi sostituire una parte della quantità di latte con panna fresca.

 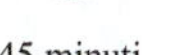 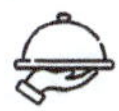 

45 minuti   6/8 porzioni   Facile

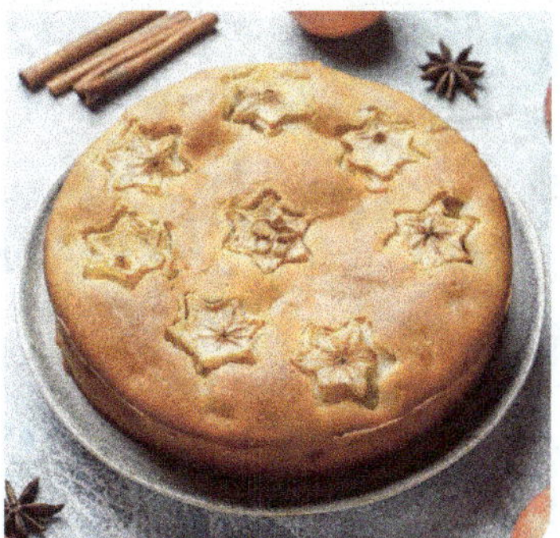

Castagnaccio

INGREDIENTI

- 300g di farina di castagne
- 50g di noci di macadamie tritate
- 500ml di acqua
- 4 cucchiai di olio extravergine d'oliva
- Una presa di sale
- Rosmarino per decorare (facoltativo)

Tips: per ottenere un castagnaccio morbido e umido, assicurati di non cuocerlo troppo a lungo. Controlla la cottura infilando uno stecchino nel centro: se esce pulito, il castagnaccio è pronto.

PREPARAZIONE

1. Preriscalda il forno a 180°C e foderare una teglia con carta da forno.

2. Setaccia la farina di castagne in una ciotola, aggiungi il sale.

3. Aggiungi l'acqua gradualmente, mescolando fino a ottenere un composto liscio.
Incorpora l'olio extravergine d'oliva all'impasto e mescola bene.

4. Aggiungi le noci di macadamia tritate mescolando uniformemente.
Versa l'impasto nella teglia e livellalo.

5. Distribuisci qualche rametto di rosmarino fresco sulla superficie.

6. Cuoci in forno per 40-45 minuti finché dorato.
Raffredda il castagnaccio sulla teglia.
Taglia a quadrotti e servi.

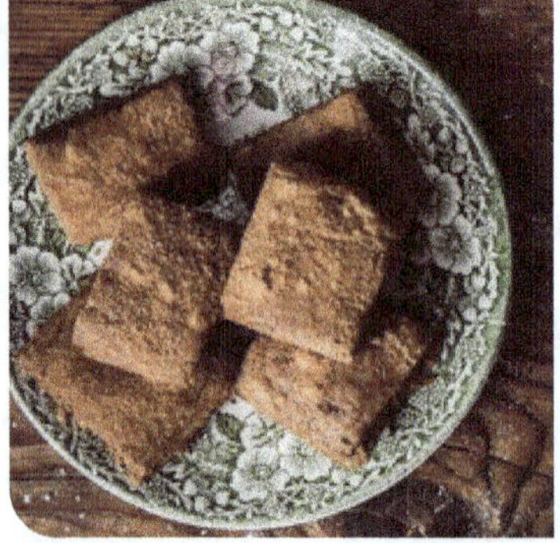

30 minuti

8-10 porzioni

Media

Cheesecake alla zucca

PREPARAZIONE

1. Mescola i biscotti sbriciolati con il burro fuso e pressa il composto sul fondo dello stampo per cheesecake rivestito con carta da forno.

2. Sbatti insieme la ricotta, il formaggio spalmabile, la purea di zucca, lo zucchero, le uova, la scorza d'arancia e il sale.

3. Versa il composto di cheesecake sulla base di biscotti nello stampo preparato e livella la superficie.

4. Inforna la cheesecake a 180°C per circa 40-45 minuti, finché il centro è appena tremolante.

5. Sforna la cheesecake e lasciala raffreddare completamente a temperatura ambiente.

6. Trasferisci la cheesecake in frigorifero per almeno 4 ore o tutta la notte prima di servire.

INGREDIENTI

- 125g di biscotti secchi senza glutine, sbriciolati
- 50g di burro fuso
- 250g di ricotta fresca
- 125g di formaggio spalmabile
- 100g di purea di zucca
- 75g di zucchero di canna
- 2 uova
- Scorza grattugiata di mezza arancia (facoltativa)
- Pizzico di sale

Tips: per preparare la purea di zucca, cuoci la zucca al forno o a vapore fino a quando è morbida, quindi rimuovi la polpa e schiacciala con una forchetta o frullala fino a ottenere una consistenza liscia.

 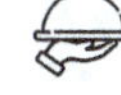 

5 ore   6 porzioni   Media

Ciambella di mele

INGREDIENTI

- 250g di farina senza glutine per dolci
- 100g di zucchero di canna
- 2 mele, sbucciate e grattugiate
- 100ml di latte di riso
- 60ml di olio di semi
- 1 cucchiaino di cannella in polvere
- 1 cucchiaino di bicarbonato di sodio
- 1 cucchiaino di aceto di mele
- Scorza grattugiata di mezzo limone (opzionale)
- Un pizzico di sale

Tips: assicurati di grattugiare finemente le mele per una consistenza uniforme nell'impasto.

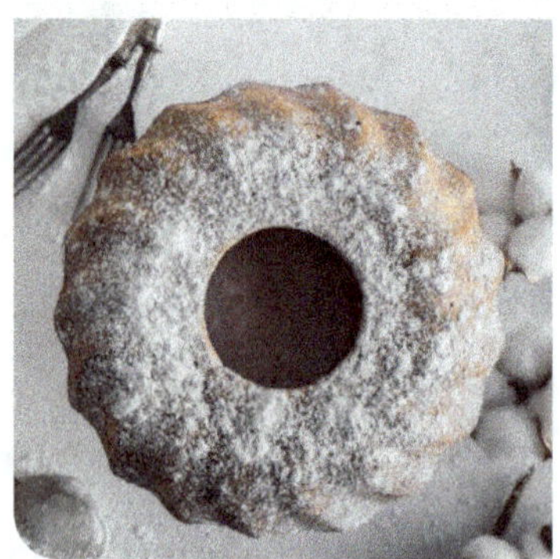

PREPARAZIONE

1. Preriscalda il forno a 180°C e imburrare e infarinare uno stampo per ciambella.

2. In una ciotola grande, mescola la farina, lo zucchero di canna, il bicarbonato di sodio e il sale. Aggiungi le mele grattugiate e la scorza di limone al composto di farina e mescola bene.

3. In un'altra ciotola, mescola il latte di riso e l'olio di semi. Aggiungi gradualmente gli ingredienti liquidi al composto di farina e mescola fino a ottenere un impasto omogeneo.

4. Aggiungi l'aceto di mele all'impasto e mescola rapidamente fino a incorporarlo bene.

5. Versa l'impasto nello stampo preparato e livella la superficie con una spatola.

6. Inforna la ciambella nel forno preriscaldato e cuoci per circa 30-35 minuti, o finché risulta dorata e cotta.

7. Una volta cotta, sforna la ciambella e lasciala raffreddare completamente prima di sformarla e servirla.

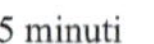
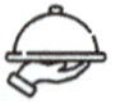

45 minuti   8 porzioni   Media

Crostata di castagne

PREPARAZIONE

1. Mescola insieme le farine, lo zucchero e il sale in una ciotola.

2. Aggiungi il burro a pezzetti e lavora con le mani fino a ottenere una consistenza sabbiosa.

3. Gradualmente, aggiungi un po' d'acqua fredda e impasta fino a formare un panetto.

4. Avvolgi l'impasto nella pellicola trasparente e lascialo riposare in frigorifero per almeno 30 minuti.

5. Stendi l'impasto su una superficie infarinata per formare un cerchio.

6. Fodera una teglia per crostate, versa la crema di marroni al centro, decora con una griglia e inforna a 180°C per 25-30 minuti.

7. Lascia raffreddare prima di servire.

INGREDIENTI

- 200g di farina di castagne
- 100g di farina di riso
- 100g di burro non salato, a temperatura ambiente
- 80g di zucchero di canna
- 1 pizzico di sale
- Acqua fredda, q.b.
- Una confezione di crema di marroni biologica

Tips: Per una crostata più rustica, puoi aggiungere poco zucchero di canna sulla superficie prima di infornarla.

 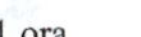  

1 ora   8 porzioni   Media

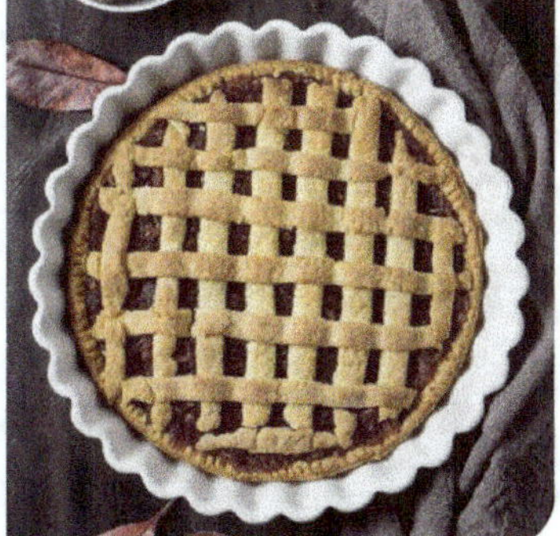

Crostata di mele

INGREDIENTI

Per la pasta frolla:

- 200g di farina senza glutine
- 100g di burro (o olio di cocco o vegetale)
- 50g di zucchero di canna
- Scorza grattugiata di un limone (opzionale)
- Acqua fredda q.b.

Per il ripieno:

- 3 mele, sbucciate e tagliate a fettine sottili
- 50g di zucchero di canna
- 2 cucchiai di marmellata di albicocche (senza zucchero aggiunto)

Tips: al posto della frolla puoi utilizzare della pasta fillo senza glutine.

PREPARAZIONE

1. Prepara la pasta frolla mescolando farina, zucchero e scorza di limone.

2. Aggiungi il burro e acqua fredda fino a ottenere un impasto omogeneo.

3. Riponi l'impasto in frigorifero per 30 minuti.

4. Nel frattempo, prepara il ripieno con mele, e zucchero.

5. Stendi la pasta frolla e foderane una teglia.

6. Distribuisci il ripieno sulla base della crostata e spennella con la marmellata di albicocche.

7. Inforna a 180°C per circa 35-40 minuti.

8. Una volta cotta, lascia raffreddare e servi.

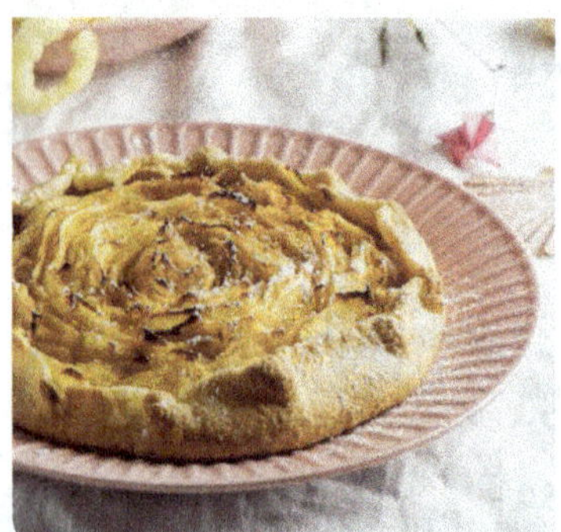

1 ora

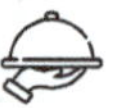
8 porzioni

Media

Dolce di melograno

PREPARAZIONE

1. In una pentola, unire i semi di melograno con lo zucchero di canna.

2. Cuocere a fuoco medio per circa 10-15 minuti, mescolando di tanto in tanto, finché lo zucchero si è completamente sciolto e i semi di melograno hanno iniziato a rilasciare il loro succo.

3. Aggiungere l'amido di mais e mescolare bene per addensare il composto.

4. Continuare a cuocere per altri 5-7 minuti, finché il composto raggiunge una consistenza simile a quella di una marmellata.

5. Versare il dolce di melograno in una ciotola o in vasetti di vetro sterilizzati.

6. Lasciar raffreddare completamente prima di servire.

INGREDIENTI

• 500g di semi di melograno

• 200g di zucchero di canna

• 2 cucchiai di amido di mais

Tips: per ottenere una consistenza più liscia, prima di invasare è possibile passare il dolce di melograno attraverso un setaccio per rimuovere eventuali grumi.

Per aprire il melograno, taglialo a metà e poi battere delicatamente sulla buccia con un cucchiaio di legno sopra una ciotola. I semi dovrebbero cadere nella ciotola senza troppi sforzi.

 1 ora   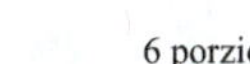 6 porzioni    Media

Muffin alla zucca

INGREDIENTI

- 200g di purea di zucca
- 200g di farina senza glutine
- 100g di zucchero di canna
- 80ml di olio di semi
- 120ml di latte di riso
- 1 cucchiaino di bicarbonato di sodio
- Una presa di sale

Tips: per ottenere una purea di zucca liscia e priva di grumi, puoi cuocere la zucca al forno fino a quando diventa morbida, poi frullarla fino a ottenere una consistenza cremosa.

PREPARAZIONE

1. Preriscalda il forno a 180°C e prepara una teglia per muffin con i pirottini di carta.

2. In una ciotola grande, mescola insieme la purea di zucca, lo zucchero di canna, l'olio di semi e il latte di riso.

3. Aggiungi la farina, il bicarbonato di sodio e il sale. Mescola bene fino a ottenere un composto omogeneo.

4. Versa l'impasto nei pirottini, riempiendoli per circa 3/4.

5. Inforna i muffin nel forno preriscaldato e cuoci per circa 20-25 minuti, o fino a quando risulteranno dorati in superficie e uno stecchino inserito al centro uscirà pulito.

6. Una volta cotti, lascia raffreddare i muffin nella teglia per alcuni minuti, poi trasferiscili su una griglia per raffreddare completamente.

____

____

____

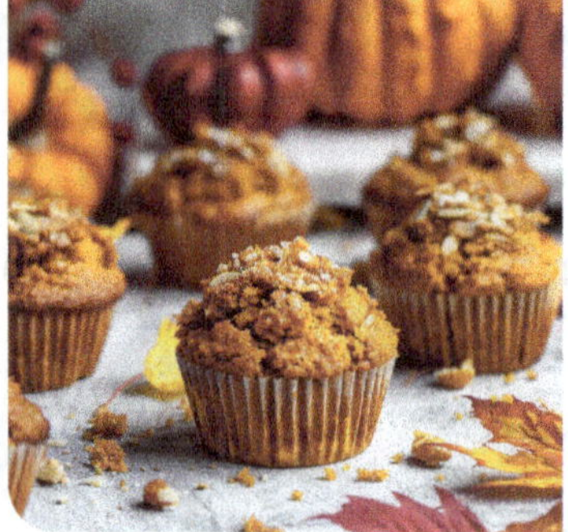

 45 minuti    12 muffin    Facile

Pan dolce

PREPARAZIONE

1. Preriscalda il forno a 180°C e rivesti uno stampo per plumcake con carta da forno.

2. In una ciotola grande, mescola insieme la farina, il bicarbonato di sodio, il cremor tartaro e il sale. In un'altra ciotola, mescola il burro fuso e lo zucchero di canna fino a ottenere un composto cremoso.

3. Aggiungi il latte di riso e l'estratto di vaniglia al composto di burro e zucchero, mescolando bene. Versa gradualmente gli ingredienti secchi nel composto liquido, mescolando fino a ottenere un impasto omogeneo.

4. Trasferisci l'impasto nello stampo preparato e livellalo con una spatola.

5. Inforna il pan dolce nel forno preriscaldato e cuoci per circa 40-45 minuti, o fino a quando risulta dorato e cotto.

6. Una volta cotto, lascia raffreddare il pan dolce nello stampo per alcuni minuti, poi trasferiscilo su una griglia per raffreddare completamente.

INGREDIENTI

• 300g di farina senza glutine
• 100g di burro non salato, fuso
• 100g di zucchero di canna
• 250ml di latte di riso
• 1 cucchiaino di bicarbonato di sodio
• 1 cucchiaino di cremor tartaro
• Una presa di sale

Tips: puoi arricchire il pan dolce aggiungendo noci di macadamia tritate all'impasto.

 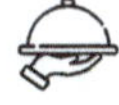 

1 ora 10 porzioni Facile

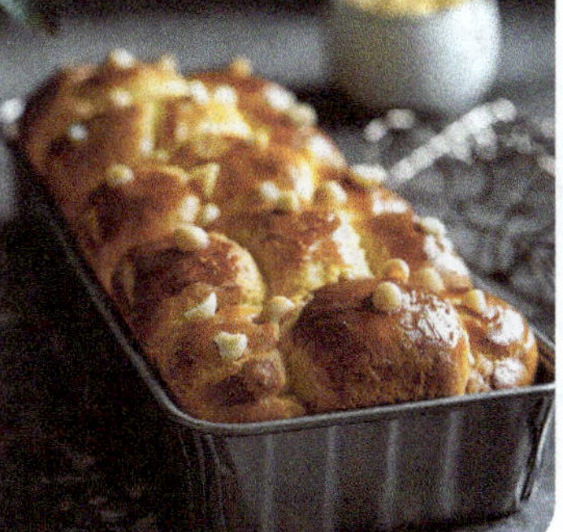

Pancakes senza uova

INGREDIENTI

- 200g di farina senza glutine per dolci
- 2 cucchiai di zucchero di canna
- 1/2 cucchiaino di bicarbonato di sodio
- 50g di yogurt bianco
- 200ml di latte di riso
- 2 cucchiai di olio di semi
- 1 cucchiaino di estratto di vaniglia
- Olio o burro per ungere la padella
- Una presa di sale

Tips: per rendere i pancake ancora più soffici, puoi sostituire metà della quantità di latte di riso con della composta di mela senza zucchero.

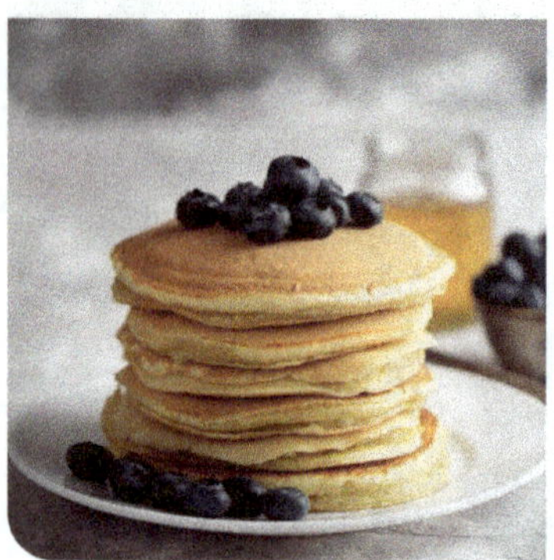

PREPARAZIONE

1. In una ciotola, mescola la farina senza glutine, lo zucchero di canna, il bicarbonato di sodio e una presa di sale.

2. In un'altra ciotola, sbatti insieme lo yogurt bianco, il latte di riso, l'olio di semi e l'estratto di vaniglia fino a ottenere un composto omogeneo.

3. Versa gradualmente il composto liquido nella ciotola degli ingredienti secchi, mescolando fino a ottenere un impasto liscio e senza grumi.

4. Scalda leggermente una padella antiaderente e ungi la superficie con un po' di olio o burro.

5. Versa un mestolo di impasto nella padella preriscaldata e cuoci finché compaiono delle bolle sulla superficie del pancake e i bordi iniziano a seccarsi, poi giralo e cuoci dall'altro lato finché è dorato.

6. Ripeti il processo con il resto dell'impasto, aggiungendo olio o burro sulla padella tra un pancake e l'altro, se necessario.

  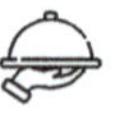 

30 minuti   8 pancakes   Facile

Pudding

PREPARAZIONE

1. In una pentola, versa il latte di riso e aggiungi l'amido di mais, lo zucchero di canna e una presa di sale.

2. Mescola bene gli ingredienti fino a ottenere un composto liscio e omogeneo.

3. Accendi il fornello a fuoco medio-basso e porta il composto a ebollizione, mescolando continuamente per evitare che si formino grumi.

4. Una volta che il pudding inizia a bollire, riduci la fiamma e continua a mescolare per circa 2-3 minuti, fino a quando il composto si addensa.

5. Togli la pentola dal fuoco e versa il pudding in ciotole o stampini individuali.

6. Lascia raffreddare leggermente a temperatura ambiente, poi trasferisci in frigorifero e lascia raffreddare completamente per almeno 1-2 ore, o fino a quando il pudding è ben solidificato.

INGREDIENTI

- 500 ml di latte di riso
- 60 g di amido di mais
- 50 g di zucchero di canna
- Una presa di sale
- Frutta fresca per guarnire (opzionale)

Tips: puoi gustare il pudding aggiungendo frutta fresca e una spolverata di cocco rapè. Per una versione "cioccolatosa" aggiungi un cucchiaio di carrube in polvere.

____

____

____

 2 ore   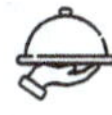 4 porzioni    Facile

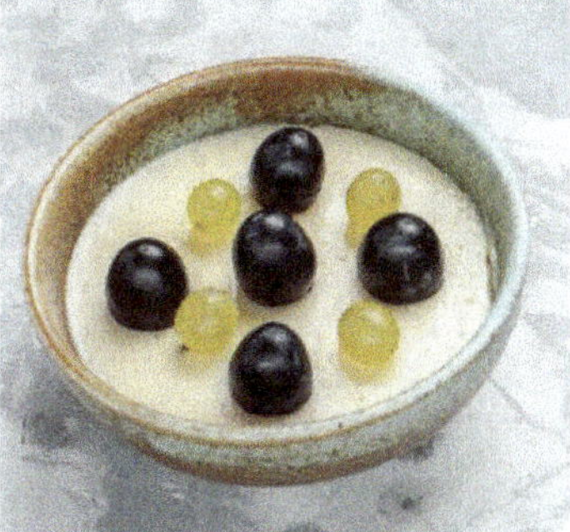

Sbriciolata con marmellata di prugne

INGREDIENTI

- 200g di farina senza glutine
- 100g di zucchero di canna
- 100g di burro non salato (o olio di cocco)
- Una presa di sale
- Marmellata di prugne bio

Tips: puoi sostituire la marmellata con una composta di mele fatta in casa. Cuoci le mele a cubetti con un po' d'acqua e zucchero di canna fino a ottenere una consistenza simile alla marmellata. Lascia raffreddare e utilizza come riempimento per la tua sbriciolata.

PREPARAZIONE

1. In una ciotola, mescola la farina senza glutine con lo zucchero di canna e una presa di sale. Aggiungi il burro a pezzetti e lavora l'impasto con le mani fino a ottenere una consistenza sabbiosa.

2. Prendi metà dell'impasto e distribuiscilo uniformemente sul fondo di una teglia da forno imburrata.

3. Spalma uno strato generoso di marmellata di prugne sulla base di pasta sbriciolata.

4. Sbriciola il restante impasto sopra la marmellata, coprendo completamente la superficie.

5. Inforna in forno preriscaldato a 180°C per circa 25-30 minuti, o finché la superficie risulta dorata.

6. Una volta cotta, lascia raffreddare completamente prima di tagliarla a quadrotti e servirla.

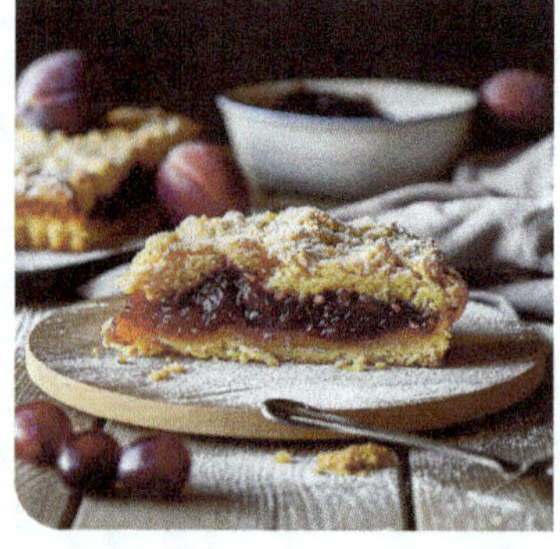

 45 minuti

 8 porzioni

 Media

Torta all'acqua

PREPARAZIONE

1. Preriscalda il forno a 180°C e imburra leggermente una teglia per torte.

2. In una ciotola capiente, mescola la farina con lo zucchero, il bicarbonato di sodio e il cremor tartaro. Aggiungi l'olio e mescola bene. Gradualmente, incorpora l'acqua, continuando a mescolare fino a ottenere un composto liscio e omogeneo.

3. Versa il composto nella teglia preparata e livella la superficie con una spatola.

4. Inforna in forno preriscaldato e cuoci per circa 30-35 minuti, o finché la torta risulta dorata e cotta.

5. Una volta pronta, sforna la torta e lasciala raffreddare completamente prima di tagliarla a fette e servirla.

INGREDIENTI

- 250g di farina
- 150g di zucchero di canna
- 1 cucchiaino di bicarbonato di sodio
- 1 cucchiaino di cremor tartaro
- 100ml di olio di semi
- 200ml di acqua

Tips: guarnisci con prezzemolo fresco tritato o foglioline di timo prima di servire.

 45 minuti

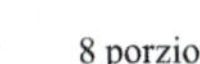 8 porzioni

 Facile

Torta di fichi

INGREDIENTI

- 200g di fichi freschi, tagliati a fette
- 200g di farina
- 100g di zucchero di canna
- 100ml di latte di riso
- 60ml di olio di semi
- 1 cucchiaino di bicarbonato di sodio
- 1 cucchiaino di cremor tartaro
- Scorza grattugiata di un'arancia (facoltativa)
- Una presa di sale

Tips: spolvera la superficie della torta con un po' di zucchero di canna prima di infornarla, per ottenere una crosticina croccante.

PREPARAZIONE

1. Preriscalda il forno a 180°C e imburra leggermente una teglia per torte da 24cm.

2. In una ciotola capiente, setaccia la farina e il lievito. Aggiungi lo zucchero e una presa di sale, mescola bene.

3. Aggiungi l'olio e il latte di riso al composto di ingredienti secchi e mescola fino a ottenere una consistenza omogenea. Aggiungi la scorza grattugiata di arancia e mescola nuovamente.

4. Versa l'impasto nella teglia preparata e livella la superficie con una spatola.
Disponi le fette di fichi sulla superficie dell'impasto, leggermente affondate.

5. Inforna in forno preriscaldato e cuoci per circa 30-35 minuti, o finché la torta risulta dorata.

6. Una volta pronta, sforna la torta e lasciala raffreddare completamente prima di tagliarla a fette e servirla.

____

____

____

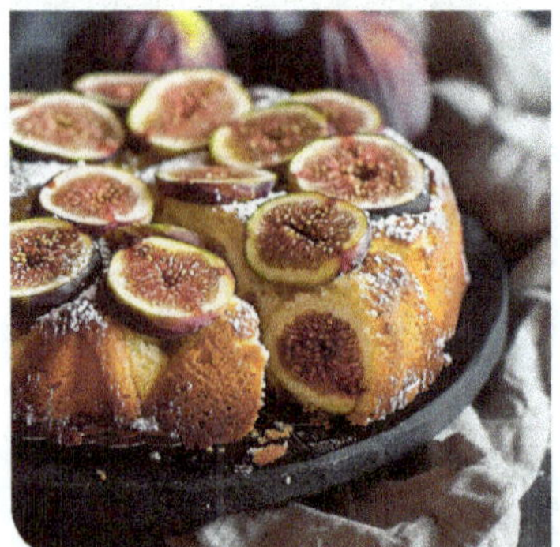

45 minuti

8 porzioni

Facile

Torta di zucchine

PREPARAZIONE

1. Preriscalda il forno a 180°C e imburra leggermente una teglia per torte.

2. In una ciotola capiente, setaccia la farina di riso integrale. Aggiungi lo zucchero, il bicarbonato di sodio, il cremor tartaro e una presa di sale, mescola bene.

3. Aggiungi l'olio e il latte di cocco al composto di ingredienti secchi e mescola fino a ottenere una consistenza omogenea.

4. Aggiungi le zucchine grattugiate all'impasto e mescola fino a distribuirle uniformemente.

5. Versa l'impasto nella teglia preparata e livella la superficie con una spatola.

6. Inforna in forno preriscaldato e cuoci per circa 30-35 minuti, o finché la torta risulta dorata e cotta.

7. Una volta pronta, sforna la torta e lasciala raffreddare completamente prima di tagliarla a fette e servirla.

INGREDIENTI

- 200g di zucchine grattugiate
- 200g di farina di riso integrale
- 100g di zucchero di canna
- 80ml di olio di semi
- 80ml di latte di cocco (o vegetale)
- 1 cucchiaino di bicarbonato di sodio
- 1 cucchiaino di cremor tartaro
- Una presa di sale

Tips: puoi aggiungere una manciata di mirtilli freschi per arricchire la torta.

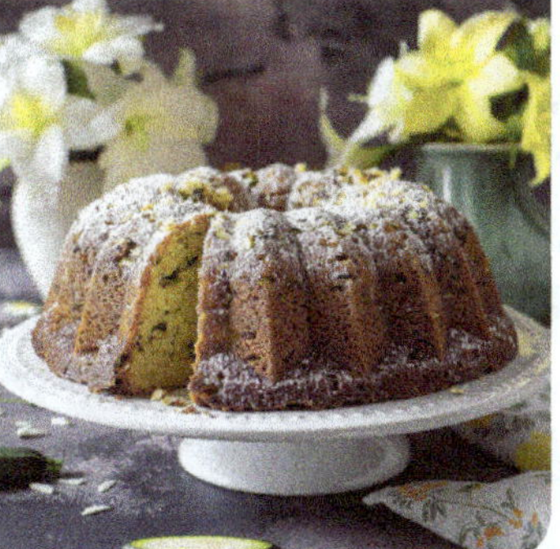

45 minuti   8 porzioni   Facile

Torta Paradiso farcita

INGREDIENTI

- 200g di farina senza glutine per dolci
- 100g di zucchero
- 100ml di olio di semi
- 200ml di latte di riso
- 1 cucchiaino di cremor tartaro
- 1 cucchiaino di bicarbonato di sodio
- Scorza grattugiata di mezzo limone (opzionale)
- Una presa di sale

Per la Crema al latte:
- 300ml di latte di mandorle
- 40g di fecola di patate
- 50g di zucchero

Tips: puoi decorare la torta con ribes, mirtilli o frutta fresca e farcirla con panna montata, anche vegetale.

PREPARAZIONE

1. Mescola insieme la farina , lo zucchero, il cremor tartaro, il bicarbonato di sodio e una presa di sale.

2. Aggiungi l'olio e il latte di riso, mescola fino a ottenere un impasto omogeneo.
Incorpora la scorza grattugiata di limone.

3. Versa l'impasto in una teglia e cuoci in forno a 180°C per 30-35 minuti.

4. Mescola il latte di mandorle, la fecola di patate e lo zucchero in un pentolino.
Cuoci a fuoco medio-basso fino a quando la crema addensa.

5. Lascia raffreddare completamente.

6. Taglia la torta a metà orizzontalmente.
Spalma la crema al latte su uno strato di torta.

7. Sovrapponi l'altro strato di torta e premi leggermente.

8. Decora a piacere e servi a fette.

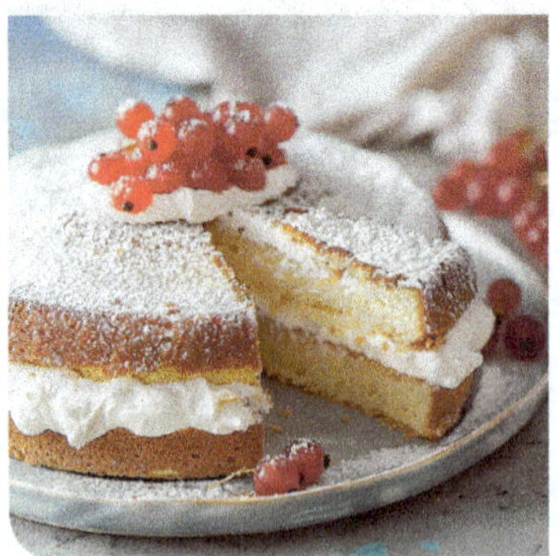

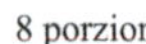

1 ora   8 porzioni   Media

Ricette Basi di pasticceria con ingredienti senza istamina

Le ricette basi di pasticceria sono fondamentali per chiunque ami preparare dolci, ma diventano ancora più cruciali quando si deve seguire una dieta a bassa istamina.

La pasticceria tradizionale spesso utilizza ingredienti come cioccolato, latticini fermentati e frutta secca, che possono essere problematici per chi soffre di intolleranza all'istamina. Per questo motivo, conoscere e utilizzare le alternative adatte è essenziale per mantenere il piacere del dolce senza compromettere la salute.

In questo capitolo, esploreremo le ricette fondamentali della pasticceria, adattate per essere altrettanto buone per chi deve limitare l'istamina nella dieta. Imparerai a preparare impasti, creme e basi per dolci che potrai utilizzare come punto di partenza per una vasta gamma di ricette personalizzate.

Gli Ingredienti base

La scelta degli ingredienti è fondamentale per la preparazione di dolci senza istamina.

Gli ingredienti più utilizzati come sostituti sono:

Farine: Farina di riso, farina di grano saraceno, farina di cocco, farina di castagne e altre farine consentite.

Dolcificanti Naturali: Zucchero di cocco, sciroppo d'acero, miele, stevia e xilitolo.

Grassi e Oli: Burro chiarificato (ghee), olio di cocco e burro di cacao.

Lieviti Naturali: bicarbonato di sodio e cremor tartaro.

Tecniche Fondamentali di pasticceria
Una buona padronanza delle tecniche di pasticceria è essenziale per ottenere dolci perfetti, ma in questo libro trovi tante ricette facili e veloci da fare, anche senza esperienza o poco tempo da dedicare alla preparazione.

Impasti Base: Preparazione di impasti per torte, biscotti utilizzando farine alternative.

Creme e Farciture: Preparazione di creme pasticcere, creme e altre farciture utilizzando ingredienti a bassa istamina.

Cottura e Conservazione: Tecniche di cottura ottimali per preservare la qualità degli ingredienti e consigli su come conservare i dolci per mantenere freschezza e sapore senza rischiare la formazione di istamina.

Come conservare i dolci

Dolce	Conservazione
Torta alla Frutta	In frigorifero in un contenitore ermetico.
Biscotti	In un barattolo ermetico a temperatura ambiente.
Crostate	Coperte con pellicola trasparente in frigorifero.
Pan di Spagna	In frigorifero avvolto in pellicola trasparente.
Muffin	In contenitore ermetico a temperatura ambiente.
Creme	In frigorifero in un contenitore ermetico.

Queste sono solo linee guida generali e il tempo di conservazione effettivo può variare a seconda degli ingredienti specifici utilizzati nella ricetta, delle condizioni di conservazione e dell'ambiente circostante.

Ricorda che consumare prodotti freschi e appena preparati è la soluzione migliore per evitare la produzione di istamine. Preparare piccole quantità da consumare in poco tempo è sempre consigliato.

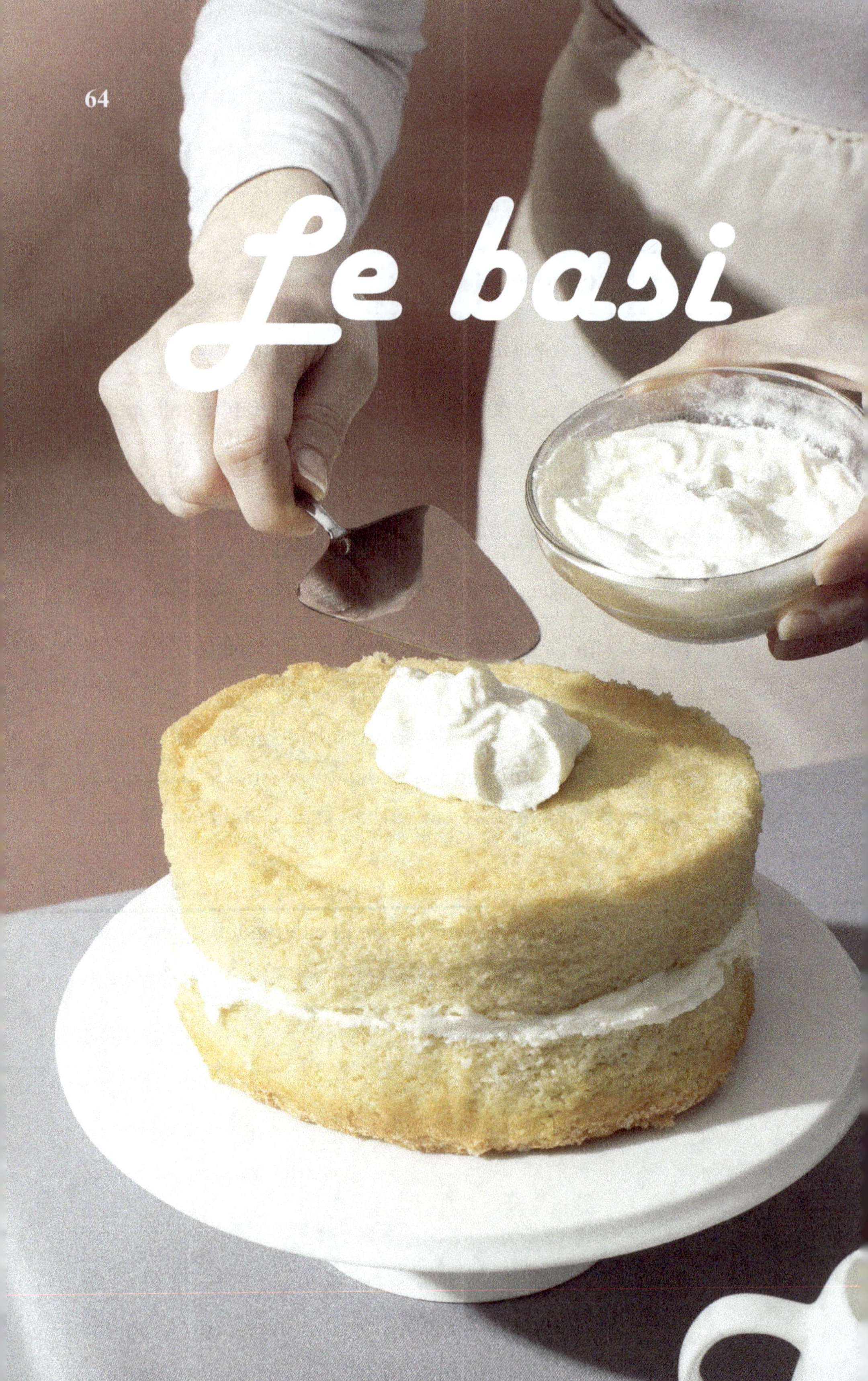

Le basi

Pasta frolla con uova

PREPARAZIONE

1. In una ciotola grande, setaccia la farina e aggiungi il burro a pezzetti.

2. Con le mani, lavora velocemente il burro nella farina fino a ottenere un composto sabbioso.

3. Aggiungi lo zucchero a velo e mescola bene.

4. Aggiungi l'uovo e la scorza di limone (se usata) e impasta fino a ottenere un impasto omogeneo.

5. Forma una palla con l'impasto, avvolgila nella pellicola trasparente e lasciala riposare in frigorifero per almeno 30 minuti.

6. Una volta raffreddata, stendi la pasta frolla su una superficie leggermente infarinata e utilizzala come richiesto nella ricetta.

____

____

____

____

____

____

INGREDIENTI

• 250g di farina 00
• 125g di burro freddo a pezzetti
• 100g di zucchero a velo
• 1 uovo
• Scorza grattugiata di 1 limone (opzionale)

Idee di utilizzo
Barrette dolci
Base per dolci
Biscotti ripieni
Biscotti semplici
Cestini da farcire
Crostatine con ripieno salato
Crostate alla crema
Crostate alla frutta
Fagottini ripieni
Galette alla frutta
Pasticcini
Pasticciotti
Pastiere
Sfogliatelle frolle
Strudel
Tartellette di frutta
Torte alla frutta
Torte sbrisolone

 45 minuti   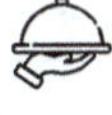 6 porzioni    Media

Pasta frolla senza uova

INGREDIENTI

- 250g di farina 00
- 125g di burro freddo a pezzetti
- 100g di zucchero a velo
- 3 cucchiai di acqua fredda
- Scorza grattugiata di 1 limone (opzionale)

Come sostituire il burro

Utilizza 125g di margarina o 100g di olio di cocco solido.

Versione senza glutine

Sostituisci la farina 00 con un mix di farina senza glutine per dolci o con 200g di farina di riso e 50g di amido di mais (maizena).

PREPARAZIONE

1. In una ciotola grande, setaccia la farina e aggiungi il burro a pezzetti.

2. Con le mani, lavora velocemente il burro nella farina fino a ottenere un composto sabbioso.

3. Aggiungi lo zucchero a velo e mescola bene.

4. Aggiungi l'acqua e la scorza di limone (se usata) e impasta fino a ottenere un impasto omogeneo.

5. Forma una palla con l'impasto, avvolgila nella pellicola trasparente e lasciala riposare in frigorifero per almeno 30 minuti.

6. Una volta raffreddata, stendi la pasta frolla su una superficie leggermente infarinata e utilizzala come richiesto nella ricetta.

 45 minuti

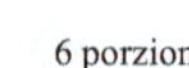 6 porzioni

 Media

Pan di Spagna con uova

PREPARAZIONE

1. Preriscalda il forno a 180°C e prepara una teglia rivestita di carta da forno.

2. In una ciotola, monta le uova a temperatura ambiente con lo zucchero fino a ottenere un composto spumoso e triplicato di volume.

3. Setaccia la farina e incorporala delicatamente al composto di uova e zucchero, mescolando con movimenti dal basso verso l'alto per non smontare il composto.

4. Versa l'impasto nella teglia preparata e livellalo con una spatola.

5. Inforna in forno preriscaldato per circa 25-30 minuti o fino a quando il Pan di Spagna risulta dorato e ben cotto.

6. Una volta cotto, lascia raffreddare nella teglia prima di sformare.

INGREDIENTI

- 4 uova
- 120g di zucchero
- 120g di farina 00

Idee di utilizzo
Base torta
Cake pops
Cassate
Dessert al cucchiaio
Diplomatica
Dolci decorati
Pudding
Rotoli
Tartufi
Torte farcite
Torte gelato
Trifle
Zuccotto

____

____

____

 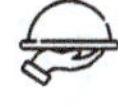  

50 minuti   6porzioni   Facile

Pan di Spagna senza uova

INGREDIENTI

- 240ml di latte vegetale
- 120g di zucchero
- 120g di farina 00
- 60g di olio vegetale
- 1 cucchiaino di bicarbonato di sodio
- 1 cucchiaino di aceto di mele

Versione senza glutine

Sostituisci la farina 00 con un mix senza glutine per dolci o con 80 g di farina di riso 40 g di farina di mais (maizena).

PREPARAZIONE

1. Preriscalda il forno a 180°C e prepara una teglia rivestita di carta da forno.

2. In una ciotola, mescola il latte vegetale con lo zucchero e l'olio vegetale.

3. Aggiungi la farina setacciata e il bicarbonato di sodio al composto liquido e mescola fino a ottenere un impasto liscio e omogeneo.

4. Aggiungi l'aceto di mele e mescola rapidamente per attivare il bicarbonato di sodio.

5. Versa l'impasto nella teglia preparata e livellalo con una spatola.

6. Inforna in forno preriscaldato per circa 25-30 minuti o fino a quando il Pan di Spagna risulta dorato e ben cotto.

7. Una volta cotto, lascia raffreddare nella teglia prima di sformare.

____

____

____

30 minuti   4 porzioni   

Facile

Crema pasticcera con uova

PREPARAZIONE

1. In una ciotola, sbatti i tuorli d'uovo con lo zucchero fino a ottenere un composto chiaro e spumoso. Aggiungi la farina setacciata e mescola fino a ottenere un composto omogeneo.

2. In un pentolino, scalda il latte vegetale a fuoco medio fino a quando inizia a bollire.

3. Versa il latte caldo a filo sul composto di tuorli d'uovo, mescolando continuamente per evitare la formazione di grumi.

4. Trasferisci il composto nella pentola e cuoci a fuoco medio-basso, mescolando costantemente, fino a quando la crema si addensa e inizia a bollire.

5. Continua a cuocere per altri 2-3 minuti, quindi togli dal fuoco.
Aggiungi la scorza di limone o la vaniglia (se usata) e mescola bene.

6. Trasferisci la crema in una ciotola e coprila con pellicola trasparente a contatto per evitare la formazione di una crosta mentre si raffredda.
Lascia raffreddare completamente prima di utilizzare la crema come richiesto nella ricetta.

INGREDIENTI

- 500ml di latte preferito
- 4 tuorli d'uovo
- 80g di zucchero
- 40g di farina 00
- Scorza di limone o vaniglia (opzionale)

Idee di utilizzo

Crema diplomatica
Dolci al cucchiaio
Farcitura bignè
Farcitura crostate
Farcitura torte
Semifreddi
Torta della nonna

 20 minuti

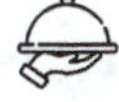 4 porzioni

 Facile

Crema pasticcera senza uova

INGREDIENTI

- 500 ml di latte vegetale a scelta
- 60 g di zucchero di canna
- 40 g di fecola di mais
- 1 cucchiaino di curcuma (per colorare)

PREPARAZIONE

1. In un pentolino, versa il latte vegetale e mettilo a scaldare a fuoco medio.
   In una ciotola, mescola la fecola di mais con lo zucchero di canna.

2. Quando il latte inizia a scaldarsi, versa un po' di latte caldo nella miscela di fecola e zucchero e mescola bene per sciogliere gli ingredienti.
   Versa la miscela di fecola, zucchero e latte nel pentolino con il resto del latte caldo e mescola bene con una frusta per evitare la formazione di grumi.

3. Aggiungi la curcuma e continua a mescolare la crema a fuoco medio-basso finché non si addensa e raggiunge una consistenza simile a quella della crema pasticcera tradizionale.

4. Una volta pronta, trasferisci la crema pasticcera vegana in una ciotola e coprila con della pellicola trasparente a contatto, in modo che non si formi una pellicola in superficie.

5. Lascia raffreddare completamente la crema pasticcera prima di utilizzarla per farcire dolci o dessert.

 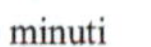 

| 40 minuti | 4 porzioni | Facile |

Crema Chantilly senza lattosio

PREPARAZIONE

1. Rimuovi con cura il latte di cocco refrigerato dal frigorifero e aprilo senza agitarlo.

2. Preleva la parte solida del latte di cocco, che si sarà separata dal liquido, e trasferiscila in una ciotola grande.

3. Con uno sbattitore elettrico o una frusta a mano, monta la crema di latte di cocco fino a quando diventa soffice e montata.

4. Utilizza immediatamente la crema chantilly vegana per decorare i tuoi dolci, o conservala in frigorifero fino al momento dell'utilizzo.

INGREDIENTI

• 400ml di latte di cocco in lattina, refrigerato per almeno 8 ore
• 2-3 cucchiai di zucchero a velo

 10 minuti   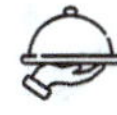 6 porzioni    Facile

Pasta choux senza uova

INGREDIENTI

- 250 ml di acqua
- 100 g di margarina o burro vegetale
- 150 g di farina 00
- 1 pizzico di sale

Idee di utilizzo

Bignè
Castagnole fritte o al forno
Éclair
Paris Brest
Religieuse

Versione fritta

Un metodo pratico per friggere gli impasti come la pasta choux senza schizzi d'olio consiste nell'utilizzare la carta da forno.
Si preparano i bignè su ritagli di carta forno e poi si inseriscono direttamente i fogli nella padella, rimuovendoli con delle pinze metalliche quando l'impasto si stacca da solo.

PREPARAZIONE

1. In una pentola, porta l'acqua e la margarina vegana a ebollizione.

2. Togli la pentola dal fuoco e aggiungi la farina setacciata e il sale, mescolando rapidamente fino a formare un impasto omogeneo.

3. Rimetti la pentola sul fuoco a fiamma bassa e continua a mescolare per circa 2-3 minuti fino a quando l'impasto non si stacca dai lati della pentola.

4. Trasferisci l'impasto in una ciotola e lascialo raffreddare leggermente.

5. Trasferisci l'impasto in una sac à poche con una punta liscia o a stella, e forma piccoli mucchietti su una teglia foderata con carta da forno.

6. Cuoci in forno preriscaldato a 200°C per circa 15-20 minuti o fino a quando i bignè non sono dorati e gonfi.

7. Una volta cotti, lascia raffreddare i bignè sulla teglia prima di riempirli a piacere.

 35 minuti

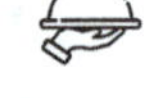 15 bignè

 Media

Piccola pasticceria

PREPARAZIONE

1. In una ciotola, mescola la farina con il lievito (o bicarbonato e cremor tartaro), lo zucchero, il sale e gli aromi.

2. Aggiungi il burro di cacao o l'olio di cocco e lavora l'impasto con le mani fino a ottenere una consistenza sabbiosa.

3. Aggiungi gradualmente l'acqua o il latte vegetale, mescolando, fino a ottenere un impasto omogeneo e lavorabile.

4. Forma l'impasto a tuo piacimento: biscotti, biscotti ripieni, piccole tortine, ecc.

5. Disponi i pezzi di impasto su una teglia rivestita di carta da forno.

6. Inforna in forno preriscaldato a 180°C per circa 10-15 minuti, o fino a quando i dolcetti sono dorati.

7. Una volta cotti, lasciali raffreddare completamente prima di servire o decorare a piacere.

INGREDIENTI

• 200g di farina (può essere farina di grano tenero, farina integrale, farina di mais, mix senza glutine per dolci ecc.)
• 100g di burro di cacao o olio di cocco
• 50g di zucchero di canna o dolcificante a piacere
• 1 cucchiaino di lievito in polvere (senza fosfati) o 1 cucchiaino di bicarbonato e 1 cucchiaino di cremor tartaro.
• Sale (pizzico)
• Acqua o latte vegetale q.b. per ottenere una consistenza lavorabile

Idee di utilizzo
Biscotti varie forme
Crostatine alla frutta
Mini tartellette ripiene
Biscotti ripieni di marmellata o crema
Tortine ripiene
Crostatine alla crema
Biscotti glassati

30 minuti

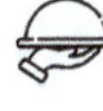
10 pezzi

Facile

Marmellata di frutta

INGREDIENTI

• 500 g di frutta fresca a scelta (prugne, ribes, mela, albicocche, pesche, ecc.)
• 2-3 cucchiai di dolcificante naturale a piacere (stevia, xilitolo, o sciroppo d'agave)

PREPARAZIONE

1. Per prima cosa, lava bene la frutta e rimuovi eventuali semi o noccioli. Tagliala a pezzi piccoli e mettila in una pentola capiente.
Accendi il fornello a fuoco medio e porta la frutta ad ebollizione, mescolando di tanto in tanto.

2. Quando la frutta comincia a bollire, abbassa leggermente il fuoco e lasciala cuocere per circa 15-20 minuti, schiacciandola di tanto in tanto con una forchetta o uno schiacciapatate per ottenere una consistenza più omogenea.

3. Aggiungi il dolcificante naturale scelto, un cucchiaio alla volta, assaggiando man mano fino a raggiungere il grado di dolcezza desiderato. Ricorda che la frutta stessa aggiungerà un po' di dolcezza, quindi potresti non aver bisogno di molto dolcificante.

4. Continua a cuocere la marmellata per altri 5-10 minuti, fino a quando raggiunge la consistenza desiderata. Ricorda che si addenserà ulteriormente una volta raffreddata.

5. Quando la marmellata ha raggiunto la consistenza desiderata, spegni il fuoco e lasciala raffreddare leggermente.
Trasferisci la marmellata ancora calda in vasetti sterilizzati e chiudili bene.

6. Lascia raffreddare completamente prima di conservarli in frigorifero.
Una volta fredda, la marmellata è pronta per essere gustata spalmata su pane tostato, biscotti o utilizzata in altre preparazioni.

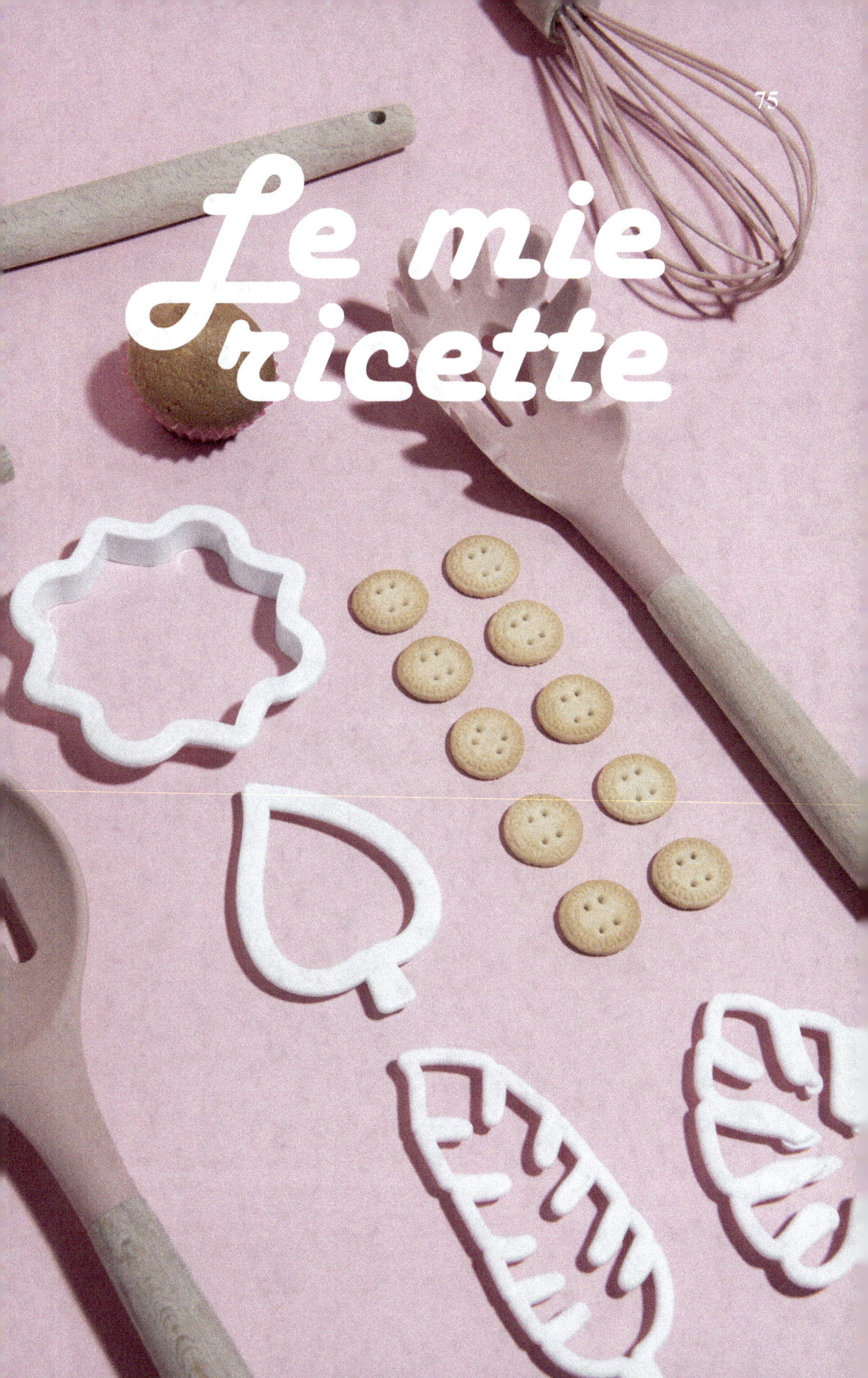
Le mie
ricette

INGREDIENTI

PREPARAZIONE

INGREDIENTI

PREPARAZIONE

INGREDIENTI

PREPARAZIONE

INGREDIENTI

**PREPARAZIONE

INGREDIENTI

PREPARAZIONE

INGREDIENTI

PREPARAZIONE

INGREDIENTI

PREPARAZIONE

INGREDIENTI

PREPARAZIONE

INGREDIENTI

PREPARAZIONE

INGREDIENTI

PREPARAZIONE

INGREDIENTI

PREPARAZIONE

INGREDIENTI

PREPARAZIONE

INGREDIENTI

PREPARAZIONE

INGREDIENTI

PREPARAZIONE

INGREDIENTI

PREPARAZIONE

 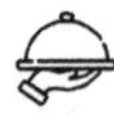 

INGREDIENTI

PREPARAZIONE

INGREDIENTI

PREPARAZIONE

INGREDIENTI

PREPARAZIONE

INGREDIENTI	PREPARAZIONE

INGREDIENTI

PREPARAZIONE

INGREDIENTI

PREPARAZIONE

INGREDIENTI

**PREPARAZIONE

INGREDIENTI

PREPARAZIONE

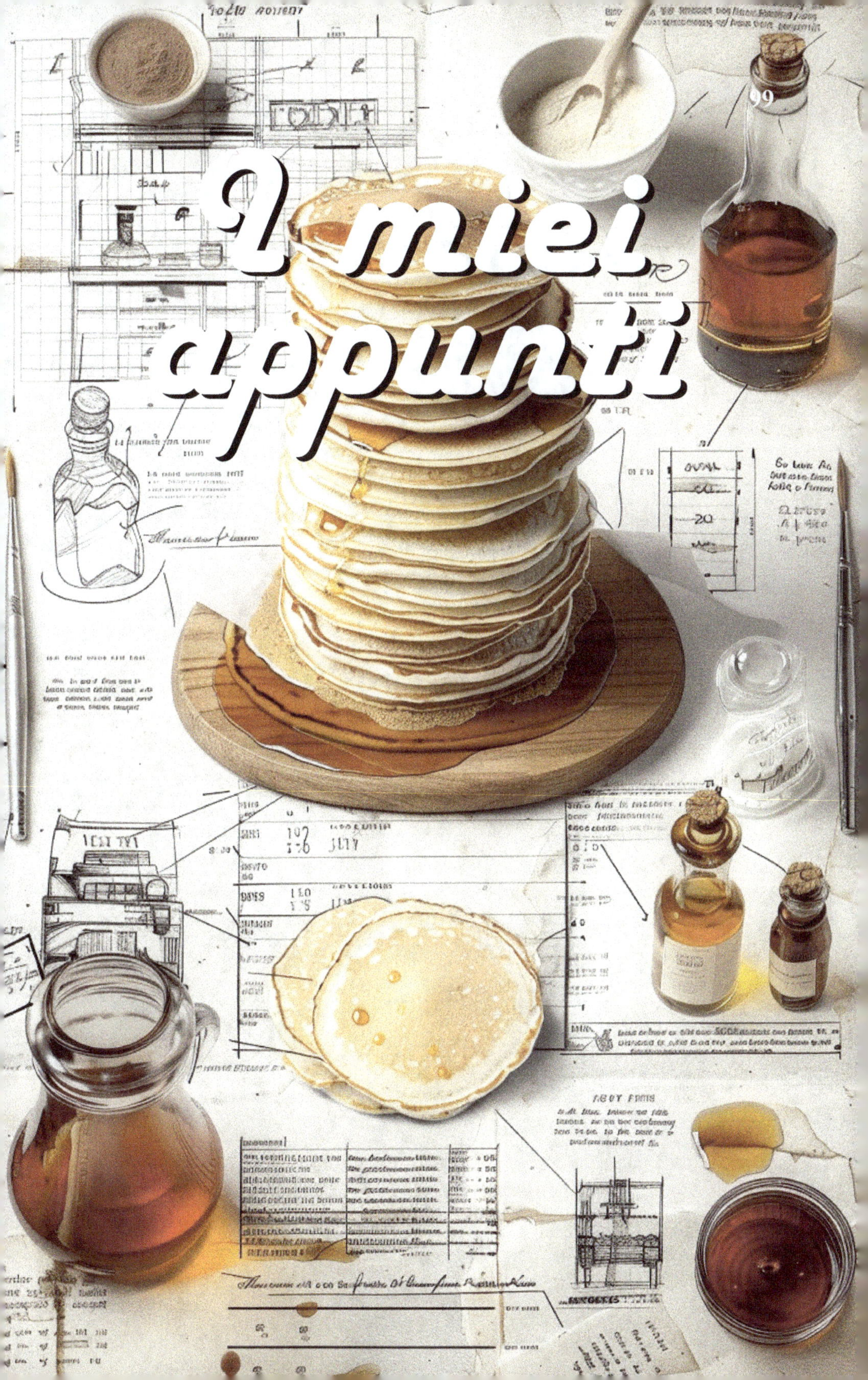
I miei
appunti

Indice delle ricette

Primavera - Estate

Autunno - Inverno

Le basi

Per saperne di più:

https://www.cibisenza.it

Qui trovi maggiori informazioni sull'intolleranza all'istamina, al lattosio e al glutine:

https://www.cibisenza.it/intolleranza-al-lattosio/

https://www.cibisenza.it/alimenti-e-prodotti-senza-glutine-gluten-free/

https://www.cibisenza.it/istamina-alimenti-da-evitare/

Iscriviti alla newsletter per ricevere un utile omaggio.

Seguici su Facebook: https://www.facebook.com/cibisenza

Entra a far parte del gruppo Facebook:

https://www.facebook.com/groups/ricettesenzaistaminagruppo/

Trovi tutti i libri CIbisenza su Amazon: https://amzn.to/3sz6RHF

Per suggerimenti, idee, segnalazioni puoi scriverci a: info@cibisenza.it

Altre pubblicazioni Cibisenza:

Acquista i Bestseller

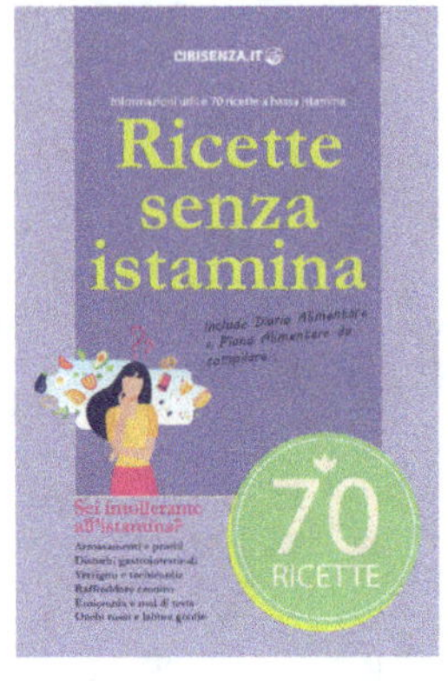

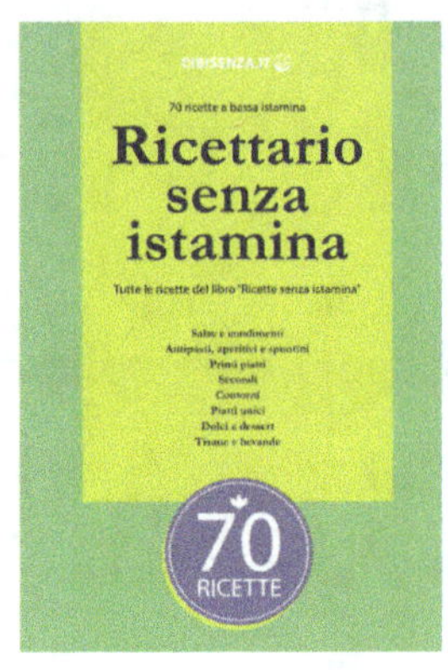

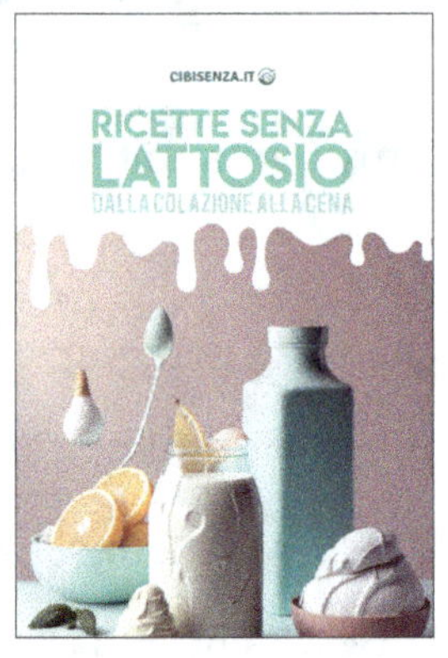

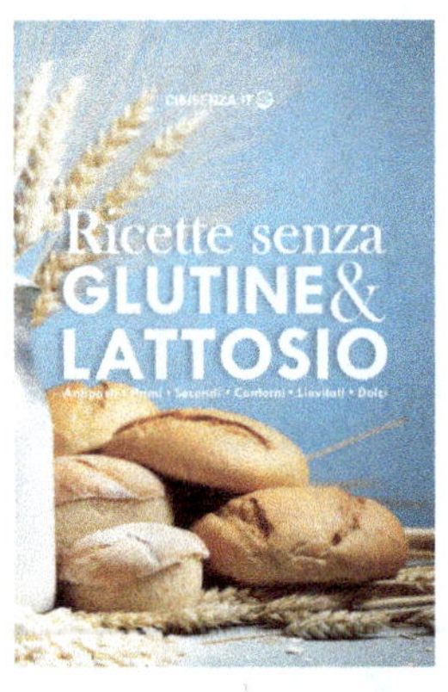

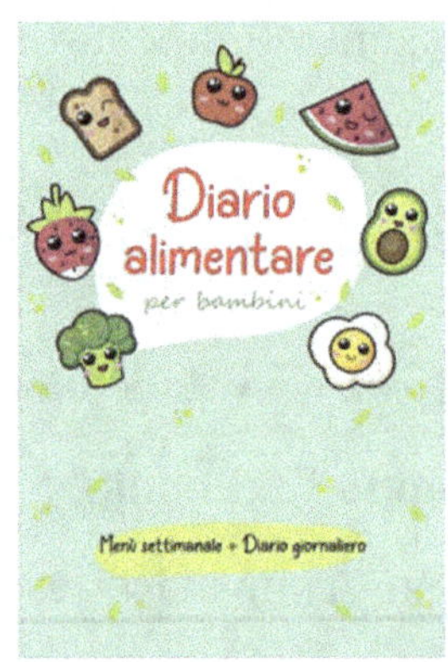

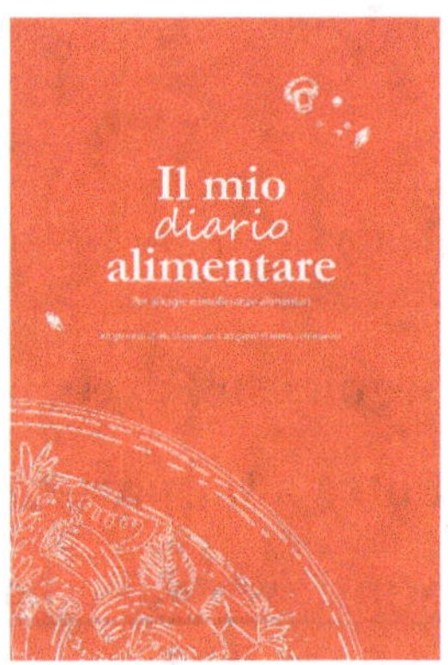

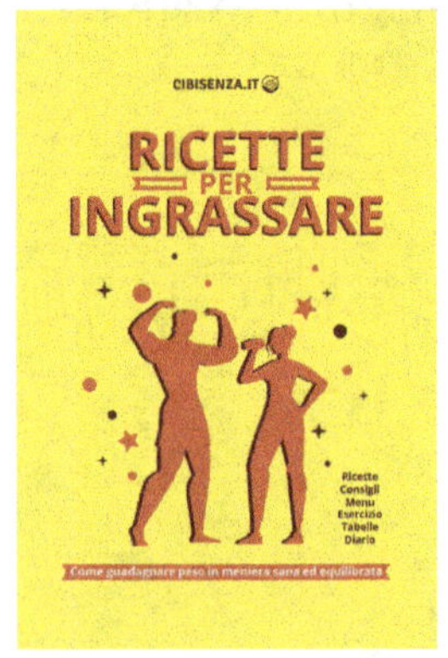

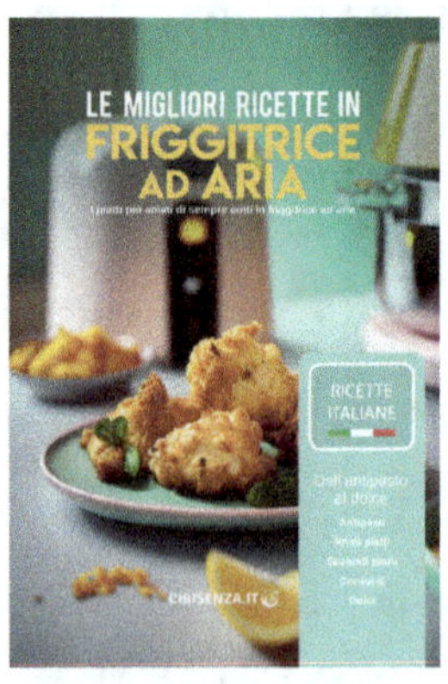

www.ingramcontent.com/pod-product-compliance
Lightning Source LLC
Chambersburg PA
CBHW061054250726
48653CB00001B/404